歯科医院のための
"これだけ"
働き方改革

北川 淳

北川社会保険労務士事務所
社会保険労務士

デンタルダイヤモンド社

はじめに

　2019年４月から、わが国ではいわゆる「働き方改革関連法」が施行され、内容によってはすでに中小企業を含む全企業が適用対象となっています。当然、歯科医院も例外ではなく、将来の適用項目も含め、早急に着手する必要があります。

　一方、歯科医院の現場に目を向けると、対応の必要性を感じているものの、具体的に何をどう変えればよいのかがわからず、何も着手していないケースがほとんどのようです。また、今後は歯科医師や歯科技工士、歯科衛生士などのライセンスを保有する方々だけではなく、歯科助手や受付などの人材採用においても、他業種と同じ土俵で競わなければなりません。現在、どの業種においても人手が不足しており、バブル期以上に人がいないといわれるなか、人材を確保するには労働環境の整備は欠かせず、働き方改革をそのよい機会として能動的に捉える必要があるのかもしれません。

　しかし、医療を提供する歯科医院は一般企業と異なる点もあり、まずは歯科医院として優先すべき対策から講じる必要があるでしょう。そこで、歯科医院における働き方改革で"これだけ"は知っておきたいという事項をコンパクトに集約した本書を企画しました。まずは本書で働き方改革のツボを押さえ、ポジティブに取り組みを始める一助としていただければ幸いです。

2019年12月

デンタルダイヤモンド社編集部

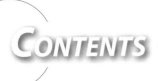

CONTENTS

3章　働き方改革を効果的に行うために

1章

働き方改革のアウトライン

働き方改革とは

　「働き方改革」とは、働く人々が個々の事情に応じた多様で柔軟な働き方を自分で選択できるようにするための改革です。

　政府は、日本が直面する「少子高齢化に伴う生産年齢人口の減少」、また「働く人々のニーズの多様化」などの課題に対応するためには、就業機会の拡大や意欲・能力を存分に発揮できる環境をつくることが必要で、働く人々のおかれた個々の事情に応じ、多様な働き方を選択できる社会を実現することで、成長と分配の好循環を構築し、働く人一人ひとりがよりよい将来の展望をもてるようにすることを目指して働き方改革を提唱しました。

　これは大企業だけを対象にしているのではありません。政府は「働き方改革」は、わが国の雇用の7割を担う中小企業・小規模事業者においても着実に実施することが必要だとしています。また政府は、事業主の責務として以下のように述べています。

　「事業主は、労働者の『職業生活の充実』を責務とします。労働時間の短縮や労働条件の改善など、労働者が生活との調和を保ちつつ意欲と能力に応じて就業できる環境の整備に努めなければなりません」

　魅力ある職場をつくることで、中小企業・小規模事業者が強く感じている「人手不足」についても解消が期待できると考えられています。人手不足感が強い中小企業・小規模事業者においては、魅力ある職場にすることが、人手不足解消に繋がることから、なおさら「働き方改革」への取り組みが重要と説いています。

働き方改革推進の背景

　働き方改革への注目が集まり、働き方改革の必要性について社会的な関心が高まったのは、2015年12月に起きた大手広告代理店の新入社員が長時間労働やパワハラを苦に自殺するという事件でした。労働基準法に違反した罪に問われた会社側に対し、東京簡易裁判所は2017年10月6日に求刑通りの罰金50万円の判決を出しています。

　この事件で注目されたのは長時間労働のみならず、労働時間として認められなかった深夜残業や休日出勤の存在、また出社への恐怖感をもつまでに至った人間関係など自殺に至る要因ともとらえられる勤務実態です。この事件はテレビや新聞でも大々的に取り上げられ、政府も労働環境の改善に向けた取り組みを進めることになりました。

　長時間労働が当たり前となっているのであれば問題提起を行い、それを起因とする過労死やメンタルヘルスの不調を防ぐ必要があり、この件を通して、労働環境を改善することへの世論の関心が高まり、さらに社会へのインパクトが大きかったことから政治も早い動きを見せたことが、今回の改正法成立への後押しに繋がったとみられます。

　さらに、重要なポイントは少子高齢化による労働人口の減少への対応があります。

　好調な景気を背景に売り手市場が続いていますが、中小企業になかなか人が集まらない現状は、少子高齢化が続く今後も、当面は大きく変わらないものと予想されます。

　人手が足りなくなれば、いまいる社員にしわ寄せが及ぶことになります。それが改善されなければ労働環境の悪化を理由に転職してしまう人が出るかもしれません。働く人手が足りないのならば、まずは現在働く社員がこの会社で働き続けたいと思う職場環境を作ることが大切で、また新たな人材を雇用したいのならば、応募者が「働きたい」と思うような環境にしなければならないでしょう。仕事があっても社員が足りずに仕事ができない状況は生みたくないが、そうしたケースがみられるようになっていることも事実です。

　また、働き方改革の議論が盛り上がった背景に、非正規労働者の増加に対する施策を求める声が増えたことも要因として考えられます。

　正規雇用労働者と非正規雇用労働者の合計に対し、非正規雇用労働者が占める割合は、2017年には37.3％となっています。パート・ア

ルバイトで7割近くを占めており、その他を派遣社員、契約社員、嘱託などで構成しています。

　非正規雇用労働者には、出産や子育てによりフルタイムで働くことが難しくなった女性や、定年退職後に同じ会社で継続して働く、あるいは新しい仕事で働く高齢者などが含まれています。しかし、実際は正社員雇用労働者との待遇面での格差があると問題視されることが多かったのです。こうした人材は人手不足が叫ばれるいま、注目人材として積極的に活用していくことが国からも期待されています。働きやすい環境を整備することで、これらの人材がさらに活躍の場を広げられるようにすることも、今回の働き方改革を進める意図に含まれているだろうと思われます。

働き方改革関連法の成立

　2019年1月28日、第198回国会において、安倍晋三総理大臣の施政方針演説が行われ、そのなかに、「働き方改革」に関する次のような発言がありました。

　　「働き方改革。いよいよ待ったなしであります。
　　この4月から、大企業では36協定でも超えてはならない、罰則つきの時間外労働規制が施行となります。企業経営者の皆さん。改革のときは来ました。準備はよろしいでしょうか。
　　長年続いてきた長時間労働の慣行を断ち切ることで、育児や介護などさまざまな事情を抱える皆さんが、その事情に応じて働くことができる。誰もがその能力を思う存分発揮できる社会に向かって、これからも、働き方改革を全力で推し進めてまいります」

　働き方改革に関する議論自体は2015年から始まっていましたが、2016年9月には首相の私的諮問会議として、「働き方改革実現会議」が設置され、安倍政権が掲げる一億総活躍社会実現に向けた注目政策として具体的に内容が審議されるに至りました。その後、2018年に入ると、働き方改革関連法案は主要法案のなかでも最重要と位置づけられ、内閣により国会に法案が提出されました。急ピッチな審議ののち、半年後の2018年6月29日には参議院本会議で可決・成立し、2019年4月に施行されました。

　この働き方改革関連法は正式名称を「働き方改革を推進するための関係法律の整備に関する法律（略称：働き方改革関連法）」といいます。関係法律とは、以下の労働にかかわる8つの現存する法律のことであり、それを改正する内容となっています。

- 雇用対策法
- 労働基準法
- 労働時間等設定改善法
- 労働安全衛生法
- じん肺法
- パートタイム労働法
- 労働契約法

● **労働者派遣法**

　働き方改革関連法は、現在の政権が掲げる「一億総活躍社会」の実現に向けて、

　1．長時間労働の是正

　2．多様で柔軟な働き方の実現

　3．雇用形態にかかわらない公正な待遇の確保

の3点について進めることで、「働く人々が、それぞれの事情に応じた多様な働き方を選択できる社会を実現」することを目的としています。

働き方改革における具体的な取り組み

　政府は、「働き方改革は、一億総活躍社会実現に向けた最大のチャレンジ。多様な働き方を可能とするとともに、中間層の厚みを増しつつ、格差の固定化を回避し、成長と分配の好循環を実現するため、働く人の立場・視点で取り組んでいきます」と宣言しています。

　ここからは、働き方改革関連法の施行によって具体的に進められる取り組みについて述べていきます。8つの法律の改正、またさまざまな取り組みを通した改革であることから内容は多岐にわたり、かつ大企業と中小企業では施行時期が異なるなど、すぐに理解するのは難しいかもしれませんが、まずは取り組みの概要を整理しました（表1）。

　働き方改革関連法の施行に伴い、具体的な取り組みは表1に示したとおりですが、すべての会社が取り組まなければならないことがある一方で、規模に応じて該当する会社のみが取り組むべきこともあります。まずは、会社の規模も関係なく、すべての会社が対応すべきことからその内容を確認していきましょう。

表❶　働き方改革の具体的な取り組みの概要

項目	内容	施行時期（大企業）	施行時期（中小企業）
長時間労働の是正と多様で柔軟な働き方の実現			
時間外労働の上限規制	上限規制強化	2019年4月	2020年4月
年次有給休暇の確実な取得	年10日以上付与される労働者に5日以上取得を義務づけ	2019年4月	2019年4月
労働時間の客観的な把握	すべての労働者につき、客観的な記録に基づく把握を義務づけ	2019年4月	2019年4月
時間外労働割増賃金率の引き上げ	60時間超の割増率50％の中小企業への猶予措置廃止	－	2023年4月
フレックスタイム制の拡充	清算期間を1ヵ月から3ヵ月までに拡大	2019年4月	2019年4月
高度プロフェッショナル制度創設	特定の業種の時間外労働上限撤廃	2019年4月	2019年4月
勤務間インターバル制度普及促進	終業と始業の間に一定以上の時間を確保する努力義務	2019年4月	2019年4月
産業医・産業保健機能の強化	労働者の健康管理に必要な情報提供の義務づけ	2019年4月	2019年4月
雇用形態にかかわらない公正な待遇の確保			
同一労働同一賃金施行		2020年4月	2021年4月

時間外労働の上限規制

● 原則として月45時間・年360時間

施行時期：大企業2019年４月、中小企業2020年４月

罰則：６ヵ月以下の懲役または30万円以下の罰金

　長時間労働は、労働者の心身の健康、ライフワークバランスに影響を与えることから問題視されています。そのため、時間外労働に上限を設けることによって長時間労働を防ぎ、これらの課題を解決する目的で労働基準法の改正が行われました。残業時間を規制することは1947年に制定された労働基準法において、初めての大改革です。

　時間外労働（休日労働は含まず）の上限は、原則として月45時間・年360時間となり、臨時的な特別の事情がなければこの時間を超えることができなくなりました。なお、月45時間を超えることができるのは年６ヵ月までです。月45時間は、１日当たり２時間程度の残業に相当します。また、臨時的な事情があるとして、労使間で合意のうえに時間外労働をした場合でも、年間で720時間以内（月平均では60時間）、時間外労働と休日労働を合わせた時間が月100時間未満、２～６ヵ月平均で80時間以内とする必要があります。月80時間は、１日当たり４時間程度の残業に相当します。ただし、上限規制には適用を猶予・除外する事業や業務があります。これに違反した場合は、事業主は６ヵ月以下の懲役または30万円以下の罰金が課せられるおそれがあります。

　なお、法定労働時間を超えて労働者に時間外労働をさせる場合や、法定休日に労働させる場合には、時間外労働休日労働に関する労使協定（36協定）を締結し、そのうえで所轄労働基準監督署へ届け出をしなければなりません（**図１**）。

　長時間労働の是正には、取引環境の是正も必要です。労働時間等設定改善法では、事業主の責務として、短納期発注や発注内容の頻繁な変更を行わないように配慮するよう努めることと規定されました。

３６協定で定める時間外労働及び休日労働について留意すべき事項に関する指針

（労働基準法第三十六条第一項の協定で定める労働時間の延長及び休日の労働について留意すべき事項等に関する指針）

● 2019（平成31）年４月より、３６（サブロク）協定（※１）で定める時間外労働に、罰則付きの上限（※２）が設けられます。
● 厚生労働省では、時間外労働及び休日労働を適正なものとすることを目的として、３６協定で定める時間外労働及び休日労働について留意していただくべき事項に関して、新たに指針を策定しました。

（※１）３６（サブロク）協定とは

⚠ **時間外労働（残業）をさせるためには、３６協定が必要です！**

● 労働基準法では、労働時間は原則として、１日８時間・１週40時間以内とされています。これを「法定労働時間」といいます。
● 法定労働時間を超えて労働者に時間外労働（残業）をさせる場合には、
　✓労働基準法第３６条に基づく労使協定（３６協定）の締結
　✓所轄労働基準監督署長への届出
　が必要です。
● ３６協定では、「時間外労働を行う業務の種類」や「１日、１か月、１年当たりの時間外労働の上限」などを決めなければなりません。

（※２）時間外労働の上限規制とは

⚠ **３６協定で定める時間外労働時間に、罰則付きの上限が設けられました！**

● 2018（平成30）年６月に労働基準法が改正され、３６協定で定める時間外労働に罰則付きの上限が設けられることとなりました（※）。　　（※）2019年４月施行。ただし、中小企業への適用は2020年４月。
● 時間外労働の上限（「限度時間」）は、月45時間・年360時間となり、臨時的な特別の事情がなければこれを超えることはできません。
● 臨時的な特別の事情があって労使が合意する場合でも、年720時間、複数月平均80時間以内（休日労働を含む）、月100時間未満（休日労働を含む）を超えることはできません。また、月45時間を超えることができるのは、年間６か月までです。

３６協定の締結に当たって留意していただくべき事項

① 時間外労働・休日労働は必要最小限にとどめてください。　（指針第２条）

②使用者は、３６協定の範囲内であっても労働者に対する安全配慮義務を負います。また、労働時間が長くなるほど過労死との関連性が強まることに留意する必要があります。　（指針第３条）

◆ ３６協定の範囲内で労働させた場合であっても、労働契約法第５条の安全配慮義務を負うことに留意しなければなりません。
◆ 「脳血管疾患及び虚血性心疾患等の認定基準について」（平成13年12月12日付け基発第1063号厚生労働省労働基準局長通達）において、
　✓１週間当たり40時間を超える労働時間が月45時間を超えて長くなるほど、業務と脳・心臓疾患の発症との関連性が徐々に強まるとされていること
　✓さらに、１週間当たり40時間を超える労働時間が月100時間又は２～６か月平均で80時間を超える場合には、業務と脳・心臓疾患の発症との関連性が強いとされていること
　に留意しなければなりません。

③時間外労働・休日労働を行う業務の区分を細分化し、業務の範囲を明確にしてください。　（指針第４条）

図❶ 36協定で定める時間外・休日労働指針（厚生労働省リーフレットより転載）

④臨時的な特別の事情がなければ、限度時間（月45時間・年360時間）を超えることはできません。限度時間を超えて労働させる必要がある場合は、できる限り具体的に定めなければなりません。この場合にも、時間外労働は、限度時間にできる限り近づけるように努めてください。（指針第5条）

◆限度時間を超えて労働させることができる場合を定めるに当たっては、通常予見することのできない業務量の大幅な増加等に伴い臨時的に限度時間を超えて労働させる必要がある場合をできる限り具体的に定めなければなりません。
「業務の都合上必要な場合」「業務上やむを得ない場合」など恒常的な長時間労働を招くおそれがあるものは認められません。
◆時間外労働は原則として限度時間を超えないものとされていることに十分留意し、(1) 1か月の時間外労働及び休日労働の時間、(2) 1年の時間外労働時間、を限度時間にできる限り近づけるように努めなければなりません。
◆限度時間を超える時間外労働については、25％を超える割増賃金率とするように努めなければなりません。

⑤1か月未満の期間で労働する労働者の時間外労働は、目安時間（※）を超えないように努めてください。（指針第6条）

（※）1週間：15時間、2週間：27時間、4週間：43時間

⑥休日労働の日数及び時間数をできる限り少なくするように努めてください。（指針第7条）

⑦限度時間を超えて労働させる労働者の健康・福祉を確保してください。
（指針第8条）
◆限度時間を超えて労働させる労働者の健康・福祉を確保するための措置について、次の中から協定することが望ましいことに留意しなければなりません。
(1) 医師による面接指導、(2) 深夜業の回数制限、(3) 終業から始業までの休息時間の確保（勤務間インターバル）、(4) 代償休日・特別な休暇の付与、(5) 健康診断、(6) 連続休暇の取得、(7) 心とからだの相談窓口の設置、(8) 配置転換、(9) 産業医等による助言・指導や保健指導

⑧限度時間が適用除外・猶予されている事業・業務についても、限度時間を勘案し、健康・福祉を確保するよう努めてください。（指針第9条、附則第3項）
◆限度時間が適用除外されている新技術・新商品の研究開発業務については、限度時間を勘案することが望ましいことに留意しなければなりません。また、月45時間・年360時間を超えて時間外労働を行う場合には、⑦の健康・福祉を確保するための措置を協定するよう努めなければなりません。
◆限度時間が適用猶予されている事業・業務については、猶予期間において限度時間を勘案することが望ましいことに留意しなければなりません。

指針の全文はこちら ☞ https://www.mhlw.go.jp/content/000350259.pdf

ご不明な点やご質問がございましたら、厚生労働省または事業場の所在地を管轄する都道府県労働局、労働基準監督署におたずねください。
➤ 問合せ先：厚生労働省　労働基準局　労働条件政策課　03-5253-1111（代表）
➤ 最寄りの都道府県労働局、労働基準監督署は以下の検索ワードまたはQRコードから参照できます。

検索ワード：　都道府県労働局　または　労働基準監督署　
http://www.mhlw.go.jp/kouseiroudoushou/shozaiannai/roudoukyoku/

(2018.9)

図❶　36協定で定める時間外・休日労働指針（厚生労働省リーフレットより転載）（続き）

年次有給休暇の確実な取得

　年次有給休暇日数が年に10日以上付与される労働者には、付与された日から1年間のうちに年次有給休暇を最低5日以上取得させることを事業主に義務づけました。パートタイマー、アルバイトでも年次有給休暇日数が年に10日以上付与される労働者は対象となります。これまで、年次有給休暇は労働者が自ら申し出なければ取得できませんでしたが、改正後は使用者が労働者の意見を聴き、希望を踏まえて時季を指定し、取得させなければならなくなりました（図2）。

　厚生労働省が2007年に策定した「仕事と生活の調査推進のための行動指針」によると、2020年には有給休暇取得率を70％にするとの数値目標が示されていました。その当時の取得率は47.4％でした。同じく厚生労働省が公表した「平成29年就労条件総合調査の概況」によると、労働者一人平均の年次有給休暇の取得率は49.4％であり、この10年で2ポイントしか上昇していません。年次有給休暇の取得については、現状ではすべてを取得するのが難しいことがうかがえます。また、企業規模別の取得率は、企業規模が小さくなるほど取得率は低くなっています。

わが国の有給休暇取得率は……

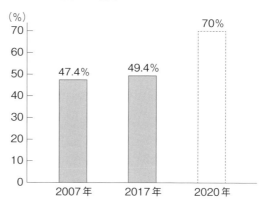

年次有給休暇の時季指定義務

● 労働基準法では、労働者の心身のリフレッシュを図ることを目的として、一定の要件を満たす労働者に対し、毎年一定日数の年次有給休暇を与えることを規定しています。（※）

> （※）年次有給休暇（労働基準法第39条）
> 雇入れの日から起算して6か月継続勤務し、全労働日の8割以上出勤した労働者（管理監督者を含む）には、年10日の有給休暇が付与されます。
> ● 継続勤務6年6か月で年20日が限度となります。
> ● パートタイム労働者など所定労働日数が少ない労働者については、所定労働日数に応じた日数の有給休暇が比例付与されます。

● 年次有給休暇は、原則として、労働者が請求する時季に与えることとされていますが、職場への配慮やためらい等の理由から取得率が低調な現状にあり、年次有給休暇の取得促進が課題となっています。

● このため、今般、労働基準法が改正され、**2019（平成31）年4月から、全ての企業において、年10日以上の年次有給休暇が付与される労働者に対して、年次有給休暇の日数のうち年5日については、使用者が時季を指定して取得させることが必要**となりました。

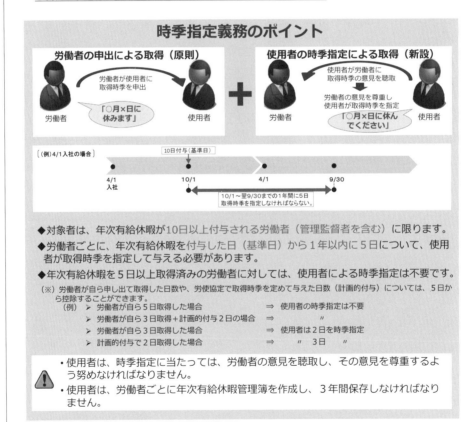

◆ 対象者は、年次有給休暇が10日以上付与される労働者（管理監督者を含む）に限ります。

◆ 労働者ごとに、年次有給休暇を付与した日（基準日）から1年以内に5日について、使用者が取得時季を指定して与える必要があります。

◆ 年次有給休暇を5日以上取得済みの労働者に対しては、使用者による時季指定は不要です。

> （※）労働者が自ら申し出て取得した日数や、労使協定で取得時季を定めて与えた日数（計画的付与）については、5日から控除することができます。
> （例）
> ➤ 労働者が自ら5日取得した場合 ⇒ 使用者の時季指定は不要
> ➤ 労働者が自ら3日取得＋計画的付与2日の場合 ⇒ 〃
> ➤ 労働者が自ら3日取得した場合 ⇒ 使用者は2日を時季指定
> ➤ 計画的付与で2日取得した場合 ⇒ 〃 3日 〃

> ⚠ ・使用者は、時季指定に当たっては、労働者の意見を聴取し、その意見を尊重するよう努めなければなりません。
> ・使用者は、労働者ごとに年次有給休暇管理簿を作成し、3年間保存しなければなりません。

法定の基準日（雇入れの日から半年後）より前に年次有給休暇を付与する場合などの時季指定義務の取扱いについては、裏面を参照してください。

図❷　年次有給休暇時季指定義務（厚生労働省リーフレットより転載）

※法定の基準日と異なり、
- 入社日から年次有給休暇を付与する場合や、
- 全社的に年次有給休暇の起算日を合わせるために2年目以降に付与日を変える場合

などについては、以下のような取扱いとなります。

①法定の基準日（雇入れの日から半年後）より前に10日以上の年次有給休暇を付与する場合
⇒使用者は付与した日から1年以内に5日指定して取得させなければなりません。

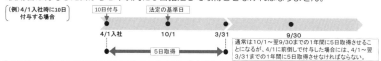

（例）4/1入社時に10日
付与する場合

通常は10/1〜翌9/30までの1年間に5日取得させることになるが、4/1に前倒しで付与した場合には、4/1〜翌3/31までの1年間に5日取得させなければならない。

②入社した年と翌年で年次有給休暇の付与日が異なるため、5日の指定義務がかかる1年間の期間に重複が生じる場合（全社的に起算日を合わせるために入社2年目以降の社員への付与日を統一する場合など）
⇒重複が生じるそれぞれの期間を通じた期間（前の期間の始期から後の期間の終期までの期間）の長さに応じた日数（比例按分した日数）を、当該期間に取得させることも認められます。

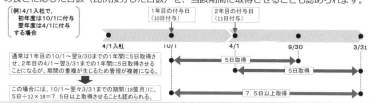

（例）4/1入社で、
初年度は10/1に付与
翌年度は4/1に付与
する場合

通常は1年目の10/1〜翌9/30までの1年間に5日取得させ、2年目の4/1〜翌3/31までの1年間に5日取得させることになるが、期間の重複が生じるため管理が複雑になる。

この場合には、10/1〜翌々3/31までの期間（18箇月）に、5日÷12×18＝7.5日以上取得させることも認められる。

③上記①・②の期間経過後は当該期間の最終日の翌日からの1年間に5日の指定義務がかかります。

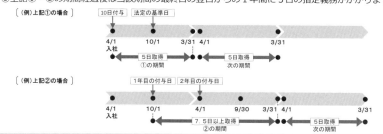

〔（例）上記①の場合〕

〔（例）上記②の場合〕

④10日のうち一部を法定の基準日より前倒しで付与し、労働者が自ら年次有給休暇を取得した場合
⇒分割して前倒しで付与した場合には、付与日数の合計が10日に達した日からの1年間に5日の指定義務がかかります。当該日以前に、分割して前倒しで付与した年次有給休暇について労働者が自ら取得していた場合には、取得した日数を5日の指定義務から控除することができます。

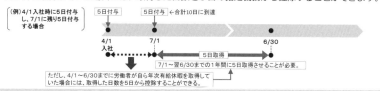

（例）4/1入社時に5日付与
し、7/1に残り5日付与
する場合

7/1〜翌6/30までの1年間に5日取得させることが必要。

ただし、4/1〜6/30までに労働者が自ら年次有給休暇を取得していた場合には、取得した日数を5日から控除することができる。

ご不明な点やご質問がございましたら、厚生労働省または事業場の所在地を管轄する都道府県労働局、労働基準監督署におたずねください。
- 問合せ先：厚生労働省 労働基準局 労働条件政策課 03-5253-1111（代表）
- 最寄りの都道府県労働局、労働基準監督署は以下の検索ワードまたはQRコードから参照できます。

検索ワード： 都道府県労働局 または 労働基準監督署
http://www.mhlw.go.jp/kouseiroudoushou/shozaiannai/roudoukyoku/

厚生労働省

（2018.9）

労働時間の客観的な把握

　これまでは、厚生労働省の「労働時間の適正な把握のために使用者が講ずべき措置に関するガイドライン」において、始業時間、終業時間を記録すること、その手法は「タイムカード、IC カード等の客観的な記録を基礎として確認し、記録」するように規定されていました。自己申告ではあいまいな労働時間管理になるリスクがあるため、客観的判断が可能な手法を用いることを推奨しています。

　そして、この記録はこれまですべての労働者ではなく、労働時間に自らの裁量で決められるとされている管理監督者や裁量労働制の対象者は、規制の適用を受けていませんでした。しかしながら、管理監督者や裁量労働制の対象者であるから長時間労働が認められてよいわけではなく、今回の改正ではこれらの労働者も含めて労働時間を把握するように義務づけました。管理監督者については、一般労働者の長時間労働が規制されることにより、負担が増えてしまうことに配慮しているのです。

　そのため、企業は、これまで以上に労働時間の管理、かつそれを客観的に残すことを徹底しなければならなくなりました。

残業の割増賃金率の引き上げ

> ● 月60時間超の残業割増賃金率50％
>
> 　施行時期：大企業2019年４月、中小企業2023年４月
>
> 　罰則：６ヵ月以下の懲役または30万円以下の罰金

　１ヵ月に60時間を超える残業の割増賃金率については、法改正前は大企業が50％、中小企業は25％とされていました。改正後は大企業、中小企業ともに50％となります。すでに大企業には50％の割増賃金率は導入されていましたが、中小企業には、経営体力の問題や、業務の効率化に向けた投資を迅速に行うことが困難などの理由から、猶予措置が取られていました。これが今回の法改正により廃止され、中小企業にも50％の割増賃金率が適用されることになりました。ただし、その施行時期は2023年の４月と猶予はまだあります。

　なお、60時間を超えない残業については、大企業も中小企業も、いずれも25％のまま据え置きとなっています。

雇用形態にかかわらない公正な待遇の確保

●同一労働・同一賃金
施行時期：大企業は2020年4月、中小企業は2021年4月
罰則：なし

　同一労働同一賃金の導入は、同一企業・団体などにおいて、正規雇用労働者と非正規雇用労働者（有期雇用労働者、パートタイム労働者、派遣労働者）の間の不合理な待遇差の解消を目指すものです（**図3**）。これを解消すると、どのような雇用形態でも賃金に差がつけられないことから、非正規雇用労働者の不満を解消でき、多様な働き方を選択しやすくすることに繋がると期待されています。

　具体的には、次のようなことが挙げられます。

●同一企業における、正社員および非正規社員の基本給や賞与などあらゆる待遇について、不合理な待遇差を設けることを禁止する

●非正規社員が正社員との待遇差の内容や理由などについて事業主に説明を求めた場合には、事業主は説明をしなければならない

　厚生労働省が公表している資料「働き方改革～一億総活躍社会の実現に向けて～」（https://www.mhlw.go.jp/content/000335765.pdf）では、不合理な待遇がどのようなものかが示されています。そのなかでは、基本給に関するものとして、正規雇用労働者と非正規労働者の間に賃金の決定基準・ルールに違いがあるときには、「将来の役割期待が異なるため」という主観的・抽象的説明では足りず、賃金の決定基準・ルールの違いについて、「職務内容、職務内容・配置の変更範囲、その他の事情の客観的・具体的な実態に照らして不合理なものであってはならない」とされています。

　その他、通勤手当も正規労働者、非正規労働者で同一の支給をしなければならないとしているほか、「家族手当・住宅手当など、原則となる考え方が示されていない待遇や具体例に該当するものについては、均衡・均等待遇の対象となっており、各社の労使で個別具体の事情に応じて議論していくことが望まれる」としています。

　さらに、改正労働者派遣法により、派遣元企業は、派遣労働者に対して不合理な待遇格差をなくすための規定の整備が義務づけられるこ

ととなり、同法は2020年4月1日から施行されます。パートタイム・
有期雇用労働法が適用される有期雇用労働者およびパートタイム労働
者とは異なり、企業規模を問わず全企業に一律に2020年4月から対
応が求められるため、注意が必要です。

事業主の皆さま、パートタイム労働者・有期雇用労働者の皆さま

パートタイム・有期雇用労働法が施行されます
正社員と非正規社員の間の不合理な待遇差が禁止されます！

2020年4月1日施行
（中小企業におけるパートタイム・有期雇用労働法の適用は、2021年4月1日）

同一企業内における正社員（無期雇用フルタイム労働者）と非正規社員の間の不合理な待遇の差をなくし、どのような雇用形態を選択しても待遇に納得して働き続けることができるよう、パートタイム・有期雇用労働法[※1]や施行規則、同一労働同一賃金ガイドライン（短時間・有期雇用労働者及び派遣労働者に対する不合理な待遇の禁止等に関する指針）、パートタイム・有期雇用労働指針が施行されます。

[※1] パートタイム労働者だけでなく、有期雇用労働者も法の対象に含まれることになりました。
法律の名称も、「短時間労働者の雇用管理の改善等に関する法律」から「短時間労働者及び有期雇用労働者の雇用管理の改善等に関する法律」（いわゆる「パートタイム・有期雇用労働法」）に変わります。

改正のポイント

非正規社員（パートタイム労働者、有期雇用労働者、派遣労働者[※2]）について、以下の1～3を統一的に整備します。

1 不合理な待遇差の禁止

同一企業内において、正社員と非正規社員との間で、基本給や賞与などのあらゆる待遇について、不合理な待遇差を設けることが禁止されます。
ガイドライン（指針）において、どのような待遇差が不合理に当たるかを例示します。

2 労働者に対する待遇に関する説明義務の強化

非正規社員は、「正社員との待遇差の内容や理由」などについて、事業主に説明を求めることができるようになります。
事業主は、非正規社員から求めがあった場合は、説明をしなければなりません。

3 行政による事業主への助言・指導等や裁判外紛争解決手続(行政ＡＤＲ)[※3]の整備

都道府県労働局において、無料・非公開の紛争解決手続きを行います。
「均衡待遇」や「待遇差の内容・理由」に関する説明についても、行政ＡＤＲの対象となります。

[※2] 派遣労働者についても、改正後の労働者派遣法により、上記1～3が整備されます。
[※3] 事業主と労働者との間の紛争を、裁判をせずに解決する手続きのことをいいます。

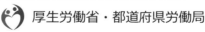

厚生労働省・都道府県労働局

図❸　パートタイム・有期雇用労働法の施行（厚生労働省リーフレットより転載）

1　不合理な待遇差の禁止

同一企業内において、正社員と非正規社員の間で、**基本給や賞与などあらゆる待遇**について不合理な待遇差を設けることが禁止されます。
裁判の際に判断基準となる「均衡待遇規定」「均等待遇規定」を法律に整備します。

均衡待遇規定＜法第8条＞ (不合理な待遇差の禁止)	①職務内容[4]、②職務内容・配置の変更の範囲、③その他の事情の内容を考慮して不合理な待遇差を禁止するもの
均等待遇規定＜法第9条＞ (差別的取扱いの禁止)	①職務内容[4]、②職務内容・配置の変更の範囲が同じ場合は、差別的取扱いを禁止するもの ※4 職務内容とは、業務の内容＋責任の程度をいいます。

❶ **均衡待遇規定**について、**個々の待遇**[5]ごとに、当該待遇の性質・目的に照らして適切と認められる事情を考慮して判断されるべき旨を**明確化**。＜法第8条＞
※5 基本給、賞与、役職手当、食事手当、福利厚生、教育訓練など

❷ **均等待遇規定**について、新たに**有期雇用労働者も対象**とする。＜法第9条＞

❸ 待遇ごとに判断することを明確化するため、**ガイドライン（指針）を策定**。＜法第15条＞

【改正前→改正後】○：規定あり　△：配慮規定　×：規定なし　◎：明確化

	パート	有期	派遣
均衡待遇規定	○ → ◎	○ → ◎　❶	△ → ○＋労使協定
均等待遇規定	○ → ○	× → ○　❷	× → ○＋労使協定
ガイドライン（指針）	× → ○	× → ○　❸	× → ○

2　労働者に対する待遇に関する説明義務の強化

非正規社員は、**正社員との待遇差の内容や理由**などについて、事業主に対して**説明を求める**ことができるようになります。

❶ **有期雇用労働者**に対する、**雇用管理上の措置の内容及び待遇決定に際しての考慮事項**に関する**説明義務**を創設。＜法第14条第1項、第2項＞

❷ パートタイム労働者・有期雇用労働者から求めがあった場合、正社員との間の**待遇差の内容・理由**等を**説明する義務**を創設。＜法第14条第2項＞

❸ 説明を求めた労働者に対する**不利益取扱い禁止**規定を創設。＜法第14条第3項＞

【改正前→改正後】○：規定あり　×：規定なし

	パート	有期	派遣
雇用管理上の措置の内容[6]の説明義務（雇入れ時）	○ → ○	× → ○　❶	○ → ○
待遇決定に際しての考慮事項の説明義務（求めがあった場合）	○ → ○	× → ○	○ → ○
待遇差の内容・理由の説明義務（求めがあった場合）	× → ○	× → ○　❷	× → ○
不利益取扱いの禁止	× → ○	× → ○　❸	× → ○

※6 賃金、教育訓練、福利厚生施設の利用など

「同一労働同一賃金ガイドライン」の概要
（短時間・有期雇用労働者及び派遣労働者に対する不合理な待遇の禁止等に関する指針）

このガイドライン（指針）は、正社員（無期雇用フルタイム労働者）と非正規社員（パートタイム労働者・有期雇用労働者・派遣労働者）との間で、待遇差が存在する場合に、いかなる待遇差が不合理なものであり、いかなる待遇差が不合理なものでないのか、原則となる考え方及び具体例を示したものです。原則となる考え方が示されていない待遇や具体例に該当しない場合については、各社の労使で個別具体の事情に応じて議論していくことが望まれます。

（詳しくはこちら）https://www.mhlw.go.jp/stf/seisakunitsuite/bunya/0000190591.html

給与明細書

基本給　　　　円
役職手当　　　円
通勤手当　　　円
賞与　　　　　円
時間外手当　　円
深夜出勤手当　円
休日出勤手当　円
家族手当　　　円
住宅手当　　　円

基本給

労働者の「①能力又は経験に応じて」、「②業績又は成果に応じて」、「③勤続年数に応じて」支給する場合は、①、②、③に応じた部分について、同一であれば同一の支給を求め、一定の違いがあった場合には、その相違に応じた支給を求めている。

正社員とパートタイム労働者・有期雇用労働者の賃金の決定基準・ルールに違いがあるときは、「将来の役割期待が異なるため」という主観的・抽象的説明では足りず、賃金の決定基準・ルールの違いについて、職務内容、職務内容・配置の変更範囲、その他の事情の客観的・具体的な実態に照らして不合理なものであってはならない。

役職手当等

労働者の役職の内容に対して支給するものについては、正社員と同一の役職に就くパートタイム労働者・有期雇用労働者には、同一の支給をしなければならない。

また、役職の内容に一定の違いがある場合においては、その相違に応じた支給をしなければならない。

※ 同様の手当…特殊作業手当（同一の危険度又は作業環境の場合）
特殊勤務手当（同一の勤務形態の場合）
精皆勤手当（同一の業務内容の場合）　　　　　等

通勤手当等

パートタイム労働者・有期雇用労働者には正社員と同一の支給をしなければならない。
※ 同様の手当…単身赴任手当（同一の支給要件を満たす場合）等

家族手当・住宅手当等

家族手当、住宅手当等はガイドラインには示されていないが、均衡・均等待遇の対象となっており、各社の労使で個別具体の事情に応じて議論していくことが望まれる。

賞与

会社の業績等への労働者の貢献に応じて支給するものについては、正社員と同一の貢献であるパートタイム労働者・有期雇用労働者には、貢献に応じた部分につき、同一の支給をしなければならない。また、貢献に一定の違いがある場合においては、その相違に応じた支給をしなければならない。

時間外手当等

正社員と同一の時間外、休日、深夜労働を行ったパートタイム労働者・有期雇用労働者には、同一の割増率等で支給をしなければならない。

※待遇差が不合理か否かは、最終的に司法において判断されることにご留意ください。

図❸　パートタイム・有期雇用労働法の施行（厚生労働省リーフレットより転載）（続き）

3 行政による事業主への助言・指導等や 裁判外紛争解決手続（行政ＡＤＲ）の整備

行政による助言・指導等や行政ＡＤＲの規定を整備します。
都道府県労働局において、無料・非公開の紛争解決手続きを行います。

❶ 有期雇用労働者についても、**行政による助言・指導等の根拠となる規定を整備**します。
　　＜法第18条＞
❷ 「均衡待遇」や「待遇差の内容・理由」に関する説明についても、**行政ＡＤＲの対象となります。**
　　＜法第24条、第25条、第26条＞

【改正前→改正後】○：規定あり　△：部分的に規定あり（均衡待遇は対象外）　×：規定なし

	パート	有期	派遣
行政による助言・指導等	○ → ○	× → ○ ❶	○ → ○
行政ADR	△ → ○	× → ○ ❷	× → ○

<u>パートタイム・有期雇用労働法に関するお問い合わせは、</u>**都道府県労働局雇用環境・均等部（室）へ**

	電話番号		電話番号		電話番号		電話番号
北海道	011-709-2715	東　京	03-3512-1611	滋　賀	077-523-1190	香　川	087-811-8924
青　森	017-734-4211	神奈川	045-211-7380	京　都	075-241-3212	愛　媛	089-935-5222
岩　手	019-604-3010	新　潟	025-288-3511	大　阪	06-6941-8940	高　知	088-885-6041
宮　城	022-299-8844	富　山	076-432-2740	兵　庫	078-367-0820	福　岡	092-411-4894
秋　田	018-862-6684	石　川	076-265-4429	奈　良	0742-32-0210	佐　賀	0952-32-7167
山　形	023-624-8228	福　井	0776-22-3947	和歌山	073-488-1170	長　崎	095-801-0050
福　島	024-536-4609	山　梨	055-225-2851	鳥　取	0857-29-1709	熊　本	096-352-3865
茨　城	029-277-8295	長　野	026-227-0125	島　根	0852-31-1161	大　分	097-532-4025
栃　木	028-633-2795	岐　阜	058-245-1550	岡　山	086-225-2017	宮　崎	0985-38-8821
群　馬	027-896-4739	静　岡	054-252-5310	広　島	082-221-9247	鹿児島	099-223-8239
埼　玉	048-600-6210	愛　知	052-857-0312	山　口	083-995-0390	沖　縄	098-868-4380
千　葉	043-221-2307	三　重	059-226-2318	徳　島	088-652-2718		

QRコード

<u>パートタイム・有期雇用労働法への対応に向けた取組手順書や業種別マニュアルなど、</u>
<u>取組の参考となる情報は、</u>　**厚生労働省ホームページへ**
https://www.mhlw.go.jp/stf/seisakunitsuite/bunya/0000144972.html

<u>労働者派遣法の改正に関するお問い合わせは、</u>　**都道府県労働局需給調整事業部（課・室）へ**
https://www.mhlw.go.jp/stf/seisakunitsuite/bunya/koyou_roudou/koyou/haken-shoukai/haken-shoukai14/index.html

<u>具体的な労務管理の手法に関するお問い合わせは、</u>　**各都道府県働き方改革推進支援センターへ**
https://www.mhlw.go.jp/stf/seisakunitsuite/bunya/0000198331.html

ポータルサイトでも、パートタイム・有期雇用労働法について情報を提供しています。
https://part-tanjikan.mhlw.go.jp/

平成31年1月作成　リーフレットNo.1

高度プロフェッショナル制度

　高度プロフェッショナル制度とは、高度の専門知識などを有し、職務の範囲が明確で一定の年収要件を満たす労働者を対象として、労使委員会の決議および労働者本人の同意を前提として、年間104日以上の休日確保措置や健康管理時間の状況に応じた健康・福祉確保措置などを講ずることにより、労働基準法に定められた労働時間、休憩、休日および深夜の割増賃金に関する規定を適用しない制度です。厚生労働省令で指定された専門知識を有する業務に従事し、一定水準以上の賃金が確保される労働者には、労使の合意により時間外労働の上限規制や割増賃金の支払義務などが適用除外になるというものです。

　業務の内容を明確化し、かつ労使間の決議を所轄労働基準監督署長に届け出ることが必要ですが、対象労働者は始業・終業時間が指定されずに時間帯や配分についても自分の裁量で決められる一方、労働基準法に定められた労働時間や休日などに関する規定は適用されないことになります。ちなみに年収は1,075万円以上であることが要件ですが、その根拠は「基準年間平均給与額の3倍の額を相当上回る水準として厚生労働省令で定める額以上であること」とされています。

　対象労働者は裁量権が認められて自由な働き方ができ、雇用する企業側は双方で合意した仕事内容の範囲ならば残業時間などを気にしなくてもよくなる、労使にとってよい仕組みであると考えられる一方で、結果的に労働時間が長くなって健康に影響が出てしまっては、働き方改革に逆行する制度ではないかと危惧する意見もあります。そのため、高度プロフェッショナル制度を導入しても、対象労働者の健康確保措置は企業に引き続き求められることになります。

　具体的には、健康管理時間（事業場内にいた時間と事業場外で労働した時間の合計時間）を客観的に把握する、休日の確保（年間104日以上、かつ4週間を通じ4日以上の休日）などに加え、労使で決議した選択的措置および健康管理時間に応じた健康・福祉確保措置への対応をとらなければならず、企業が手放しにできるわけではありません。

フレックスタイム制の拡充

> ● 労働時間の清算期間延長
>
>   施行時期：企業規模に関係なく、2019年4月

　フレックスタイム制とは、一定の期間（清算期間）についてあらかじめ定めた総労働時間の範囲内で、労働者が日々の始業・終業時刻、労働時間を自らの裁量で決めることのできる制度です。育児や介護で朝早い勤務が難しい人や、病気により頻繁に通院しなければならない人など、個々のスタイルに応じて勤務時間をフレキシブルに対応でき、多様な人材の活用、多様な働き方を目指す企業において導入が進められています。今回改正されたのはその清算期間の延長です。

　清算期間とは、実際に労働する時間を定めるうえでの単位となる期間のことで、これまでは1ヵ月以内とされていましたが、それを3ヵ月まで延長できることになり、いままでより柔軟な働き方が可能になりました。フレックスタイム制では、清算期間に決められた労働時間に不足した場合、その分賃金が減額されますが、3ヵ月を清算期間とした場合には当月に決められた勤務時間に不足しても、前々月に勤務した時間をそこに振り替えることができ、賃金が減額されることはありません。

勤務間インターバル制度の導入促進

● 勤務間インターバル制度の導入促進
施行時期：企業規模に関係なく、2019年4月

　勤務間インターバル制度とは、1日の勤務終了から翌日の勤務開始時間までの間に一定時間以上の休息時間を確保する取り組みです。

　この取り組みの導入は努力義務ではありますが、労働者が十分な生活時間や睡眠時間を確保しやすくできます。すなわち、労働者がワークライフバランスを保ちながら働き続けられるようになると考えられ、注目されています。

　なお、政府は2020年までにこの制度を知らなかった企業割合を20%未満とし、2020年までにこの制度を導入している企業割合を10%以上とする目標を定めています。

産業医・産業保健機能の強化

> ● 産業医の活動環境の整備
> 施行時期：企業規模に関係なく、2019年4月

　産業医とは、労働者の健康管理などについて、専門的な立場から指導や助言を行う医師のことです。労働安全衛生法では、労働者数50人以上の事業場においては、産業医の選任を事業者の義務としています。また、労働者数が50人未満の事業場においては、産業医の選任義務はありませんが、労働者の健康管理を医師に行わせるように努めなければなりません。

　今回の改正により、事業者は長時間労働の状況や労働者の業務の状況など、産業医が労働者の健康管理などを適切に行うために必要な情報を提供しなければならないこととしました。医学的な見地から労働者の状態をチェックし、企業も情報提供をすることで労働者の不調を早期に発見することが可能になるメリットがあります。

　また、事業者は産業医などが労働者からの健康相談に応じるための体制整備に努めなければならないとし、事業者による労働者の健康情報の収集、保管、使用および適正な管理について指針を定め、労働者が安心して健康相談や健康診断を受けられる環境を整備できるように推進しています。

　長時間労働による健康被害に加え、メンタルヘルスへの留意、治療と仕事の両立への支援などをしなければならないことも、この制度が求められる背景にあると思われます。

2章

2
章

歯科医院における
働き方改革

歯科医院の働き方改革——院長が考えるべきこと

まずは知り、理解すべきこと

働き方改革関連法は2019年4月より施行されています。歯科医院においても、すでに一部については導入し、取り組む必要があります。働き方改革が今後本格的に進んでいくであろういまだからこそ、経営者である院長は自院の労働環境の現状を把握・見直し、取り組んでいかなければなりません。

「当院には関係ない」、「まだ必要ない、様子を見てから」と思っていたら大間違いです。

まずは、院長自身がこうした働き方改革への認知、理解を深めることから始めましょう。そして同時に、具体的に対応するにはどうすればよいのかを考え、実行することを求められます。

ここまで述べてきたように、働き方改革関連法は複数の法律にまたがって改正が行われるため、すべてを把握するのはたいへんです。したがって、ポイントを絞ったうえで内容を知り、理解することが必要です。また、定められた法律を知り、理解を深めるだけではなく、同時に自院の労働環境についても知り、理解を深めることが重要です。現状を正しく把握しなければ、その後の対応もできません。職場として自院を客観的にみたとき、これまで述べてきたような視点での課題があるかどうかを洗い出していくのです。

具体的な対応策

そのうえで、自院ではどの制度を取り入れなければならないかを考え、具体的に導入するにはどうすればよいのかを考える必要があります。これまでの慣習を変えるのは大きなストレスが伴うこともありますが、それでも、先送りすることなく、いま変わることで大きな効果を生み出すチャンスであるという想いを強くもってください。

歯科医院は中小企業

　働き方改革関連法案は、大企業か中小企業かでその施行時期に違いがあります。

　中小企業の範囲については、「資本金の額または出資の総額」（**表1**）と「常時使用する労働者の数」（**表2**）のいずれかが以下の基準を満たしていれば、中小企業に該当すると判断されます。

　個人事業主や医療法人などで資本金や出資金の概念がない場合は、労働者数のみで判断することになります。したがって、歯科医院の場合は労働者数が300人以下であれば中小企業となり、ほとんどが該当するといってよいでしょう。

　なお、常時使用する労働者数とは、パートやアルバイトであっても、臨時的な雇用ではなく常態として使用している場合には、その方々も労働者数に算入する必要があります。また、医療法人で複数の歯科医院を経営している場合は、各院の労働者数の合計で判断します。

表❶　資本金の額または出資の総額

小売業	5,000万円以下
サービス業	
卸売業	1億円以下
その他	3億円以下

表❷　常時使用する労働者数

小売業	50人以下
サービス業	100人以下
卸売業	
その他	300人以下

「ワークライフバランス」を理解する

　働き方改革は、仕事と生活との調和を図る「ワークライフバランス」の理念を基本としています。それでは、ワークライフバランスとは何でしょうか？

　ワークライフバランス（仕事と生活の調和）とは、働くすべての人々が、「仕事」と育児や介護、趣味や学習、休養、地域活動といった「仕事以外の生活」との調和を図り、その両方を充実させる働き方・生き方のことです。

　国民一人ひとりがやりがいや充実感を得ながら働き、仕事上の責任を果たすとともに、家庭や地域生活などにおいても、それぞれの人生に応じて多様な生き方を選択、実現できる社会を目指すという考え方です。

　以下、ワークライフバランスの具体的イメージを列挙します。

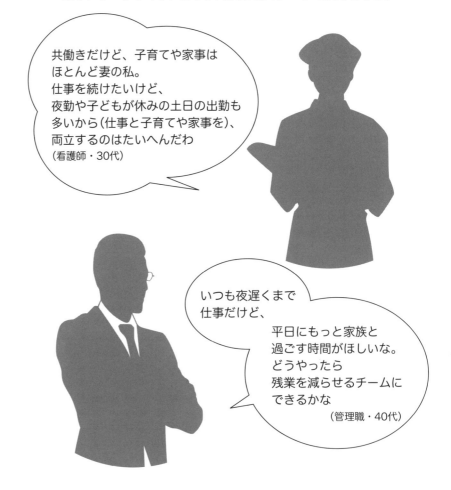

共働きだけど、子育てや家事はほとんど妻の私。
仕事を続けたいけど、
夜勤や子どもが休みの土日の出勤も多いから（仕事と子育てや家事を）、
両立するのはたいへんだわ
（看護師・30代）

いつも夜遅くまで
仕事だけど、
平日にもっと家族と
過ごす時間がほしいな。
どうやったら
残業を減らせるチームに
できるかな
（管理職・40代）

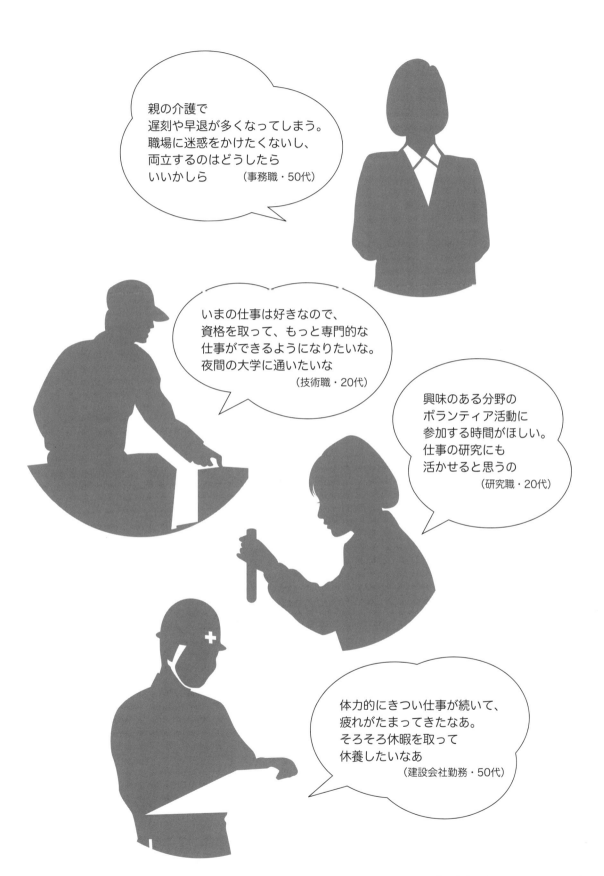

ワークライフバランスを実現すれば、次のような効果を期待できます。

- **健康確保**

  長時間労働の改善により、労働者が健康的な生活を送れて、病気に罹るリスクを減らせます。

- **生産性向上**

  労働時間を短縮するために限られた時間内での業務効率を考え、生産性が向上します。

- **キャリアアップ**

  仕事以外の時間において、さまざまな経験をすることや資格の取得が可能になり、個人の能力向上に繋がります。

- **少子化の緩和**

  「子どもをもつ」という意識が増し、少子化の進行が緩和されることが期待されます。

- **労働力の確保**

  女性や高齢者など、仕事と生活を両立できていなかった人たちの就業が可能になり、多様な人材を確保できます。

- **人材流出回避**

  労働者の離職を防ぐことができ、定着に繋がります。

ワークライフバランスが実現された社会

国民一人ひとりが、やりがいや充実感を感じながら働き、仕事上の責任を果たすとともに、家庭や地域生活などにおいても、子育て期、中高年期といった人生の各段階に応じて、多様な生き方が選択・実現できる社会

(1) 就労による 経済的自立が可能な社会	(2) 健康で豊かな生活のための 時間が確保できる社会	(3) 多様な働き方・生き方が 選択できる社会
経済的自立を必要とする者、とりわけ若者が生き生きと働くことができ、かつ、経済的に自立可能な働き方ができ、結婚や子育てに関する希望の実現などに向けて、暮らしの経済的基盤が確保できる	働く人々の健康が保持され、家族・友人などとの充実した時間、自己啓発や地域活動へ参加するための時間をもてるなど、豊かな生活を送れる	性や年齢などにかかわらず、誰もが意欲と能力をもってさまざまな働き方や生き方に挑戦できる機会が提供されている。子育てや親の介護が必要な時期など、個人のおかれた状況に応じて多様で柔軟な働き方が選択でき、しかも公正な処遇が確保されている

労働時間

時間外労働の上限規制　規定例

　働き方改革関連法改正により、2019年4月（中小企業は2020年4月）から時間外労働（休日労働は含まず）の上限は、原則として、月45時間・年360時間となり、臨時的な特別の事情がなければ、これを超えることはできなくなります。臨時的な特別の事情があって労使が合意する場合でも、時間外労働は年720時間以内、月45時間を超えられるのは、年6ヵ月までとなります。また、時間外労働と休日労働の合計時間は月100時間未満、2～6ヵ月の平均80時間以内とする必要があります（**図1**）。

　2019年4月以降は、院長はスタッフに原則として月45時間を超えて残業をさせられなくなります。

●働き方改革関連法改正事項の就業規則規定例

〈時間外労働上限規制〉

（時間外労働および休日労働）

第○条1　医院は、業務の都合上やむを得ない場合には、時間外労働および休日労働を命ずることがある。

　　　2　前項の時間外労働および休日労働の限度時間は、所轄労働基準監督署長に届け出た時間外労働・休日労働に関する協定の範囲内とする。この場合において、時間外労働時間および休日労働時間の合計時間数は、月100時間未満でなければならず、かつ2ヵ月ないし6ヵ月のいずれの平均においても80時間以内でなければならない。

　　　3　1ヵ月および1年の原則となる時間外労働の延長時間を超えて特別に延長する場合は、前項後段の範囲内かつ時間外労働時間数は年720時間以内でなければならない。

時間外労働において、院長が確認して取り組むべきこと

1．労働時間とは何かを理解する

　労働時間とは「使用者の指揮命令下にある時間」ですが、今回の法

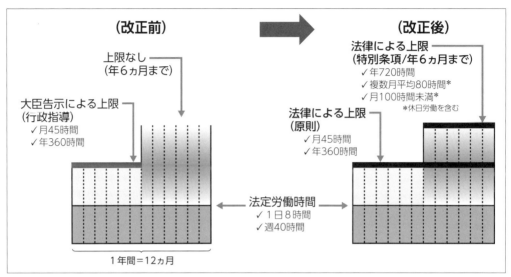

図❶　上限規制のイメージ

改正の内容を正しく理解するには、まず「法定労働時間」と「所定労働時間」の違い、また、残業である「時間外労働」と「休日労働」について、法律上の規定を正しく理解することが必要です。

2．法定労働時間と所定労働時間

　法定労働時間とは、労働基準法が定める労働時間の上限1日8時間・1週40時間（労働者10人未満の歯科医院は特例措置対象事業場となり1週については44時間）です。

　また、所定労働時間とは、歯科医院で就業規則や雇用契約書で定めた始業から終業までの時間から休憩時間を除いた時間であり、必ずしも法定労働時間と一致するわけではありません。

3．時間外労働と休日労働

　時間外労働については、一般的に考えられている「残業」と法律上の「時間外労働」が異なっている場合があるので、注意が必要です。いわゆる「残業」というと、歯科医院で定めた「所定労働時間」を超える時間のことを指します。一方、法律上の「時間外労働」とは、労働基準法で定められた「法定労働時間」（1日8時間・1週40時間）を超える時間のことをいいます。

　たとえば、あるスタッフが1日4時間労働とシフトで決めていた日

に4時間を超えて労働した時間は通常は「残業」ですが、その時間がその日であれば8時間を、その日が属する週であれば40時間を超えないかぎり、法律上の「時間外労働」にはなりません。

　休日労働についても、同様に注意が必要です。いわゆる休日労働というと、歯科医院で定める「所定」休日に労働した時間と考える方が多いのではないでしょうか。一方、法律上の休日労働とは、労働基準法で定められた「法定」休日に労働した時間のことをいいます。労働基準法では原則として、使用者は労働者に対して毎週少なくとも1回休日を与えなければならないとされています。このため、「法定」休日とは、1週間につき1日の休日のことをいいます。

　たとえば、週休2日のスタッフがそのうちの1日出勤すれば休日労働といいますが、法律上の「休日労働」とはなりません。

4．スタッフの実労働時間を正しく把握する

　働き方改革関連法改正は、使用者に労働時間を適正に把握することも義務づけました。

　厚生労働省は、「労働時間の適正な把握のために使用者が講ずべき措置に関するガイドライン」のなかで、タイムカード、ICカード、パソコンなど、客観的な記録方法によって労働時間を把握することを改めて求めています。また、やむを得ず自己申告で把握する場合は、自己申告の労働時間と入退場記録やパソコンの使用時間などから把握した在社時間との間に著しい乖離があるとき、実態調査をして補正することも求めています。

　歯科医院においては、タイムカードで勤怠管理をしていることがほとんどだと思います。スタッフの労働時間とは、院長の指揮命令下におかれている時間であることを理解させたうえで、休憩時間の開始・終了時刻を記録しておく、仕事が終わったらすぐに打刻するなどのルールを決めてしっかりと管理することで、スタッフの日々の労働時間を明確にします。この管理を徹底しないと、残業時間を正確に把握できません。とくに昼休憩の時間まで診療が延びてしまうことが多い歯科医院では、管理を曖昧にしていると残業が増えるだけではなく、場合によっては未払いの残業代が恒常的に発生している可能性も危惧されますので、十分に注意してください。

休憩時間とは、「労働から離れることが保障される時間」です。診療していれば当然に労働時間となるわけですし、休憩時間中に電話や来患の受付対応を強制している場合も労働時間となるケースがあります。

　仮に、「当院は毎日残業もほぼないから」とタイムカードなどを導入せず、時間の管理を行っていない歯科医院があるとしたら、すでにその歯科医院の院長は法違反を犯していることになります。

5．賃金台帳の記載義務

　賃金台帳とは、スタッフの給与の支払い状況を記載した書類のことです。労働者名簿、出勤簿とともに法定三帳簿と呼ばれ、労働基準法によって作成・保管することが義務づけられています。

　記入事項は厚生労働省令で規定されており、賃金台帳に記載する必要がある事項は、下記の10の項目とされています。

- ●労働者氏名
- ●性別
- ●賃金計算期間
- ●労働日数
- ●労働時間数
- ●時間外労働時間数
- ●深夜労働時間数
- ●休日労働時間数
- ●基本給や手当などの種類と額
- ●控除の項目と額

　また、賃金台帳は作成後3年間、保管しなければなりません。賃金台帳の書式については、とくに決められているわけではなく、記載項目さえ確認できればよいとされています。

　「給与明細ではだめなのか」という院長もいらっしゃると思いますが、上記10項目を満たしていれば代用は可能でしょう。ただ、いずれにせよ、労働時間や時間外労働などの項目は必須ですので、なおさら労働時間の管理が重要になるのです。

36協定の締結・届出

36協定とは

36協定とは、その締結と労働基準監督署への届出により、労働時間の原則である1日8時間、1週40時間を超えて労働させても罰則を免れるという、すなわち免罰効果をもつものです。

歯科医院においても法定労働時間を超えて、また法定休日に労働させる場合は、労働基準法36条に基づいた労使協定である「36協定」を院長と労働者の過半数を代表するスタッフ代表との間で締結し、労働基準監督署に「時間外・休日労働に関する協定届」を届け出る必要があります。時間外労働や休日労働をさせているのに36協定を締結・届出をしていない歯科医院は、労働基準法違反を犯しているので、いますぐにでも行わなければなりません。

36協定で定める時間外労働の限度基準は、1ヵ月に45時間、1年に360時間とされています。特別のやむを得ない事情がある場合にかぎり、限度基準を超えて労働させることができる「特別条項」を設けることが可能です。ただし、この場合でも時間外労働は年720時間以内、月45時間を超えることができるのは、年6ヵ月までとなります。

36協定で締結する時間外労働をさせるために必要な協定事項は、次のとおりです。

- 労働時間を延長し、または休日に労働させることができる場合
- 労働時間を延長し、または休日に労働させることができる労働者の範囲
- 時間外労働をさせる必要のある労働者の数
- 1日、1ヵ月、1年について延長できる時間
- 対象期間（1年間にかぎる）、1年の起算日、有効期間

なお、今回の働き方改革関連法改正により、書式も新様式に変更されています。

過半数代表者の選任

36協定の締結を行うスタッフ代表は、パートタイマーやアルバイトなども含む全スタッフの過半数で組織する労働組合がない場合には、全スタッフの過半数を代表する者（過半数代表者）を選任する必要が

あります。過半数代表者の選任にあたっては、以下の点に留意が必要です。

- 労働基準法上の管理監督者ではない
- 36協定締結をする者を選出することをあきらかにしたうえで、投票、挙手などの方法で選出する
- 使用者の意向に基づいて選出された者ではない

36協定にかぎらず、労使協定を締結する場合にはすべてスタッフ代表との合意が必要です。このスタッフ代表の選出を適正に行っていない場合は、その協定は無効と判断される可能性があります。くれぐれもスタッフ代表を院長が勝手に指名したり、内容も説明せずに代表欄にサインだけさせておいたりなどがないようにしてください。

1ヵ月45時間を超えて残業させていないか

歯科医院では、1ヵ月45時間を超えてスタッフを残業させていることはまずないと思います。院長も「当院ではそんなことはあり得ない」と思っていることでしょう。

ところが、こんなケースはないでしょうか？

たとえば休診日が週1日、スタッフは日曜日を含む週休2日の勤務で1日の労働時間が8時間の歯科医院を想定します。この歯科医院で、2人いた歯科衛生士のうち、最近1人が急に退職しました。それによって、もう1人の歯科衛生士は院長にお願いされて休診日以外の休日も毎週出勤することになり、週6日の勤務です。出勤日も以前より診療後の残業が増え、1日1時間を超えることが当たり前。1ヵ月の時間外労働を集計したところ、なんと45時間を超えてしまいました。週休2日のうち、毎週出勤した時間は時間外労働になるからです。

このような場合は、36協定で特別条項を締結して労働基準監督署に届出をしていないと、労働基準法違反になってしまいます。

36協定における特別条項の締結

特別条項とは、通常予見することのできない業務量の大幅な増加などに伴い、臨時的に労働させる必要がある場合にかぎり、年6回まで設定できます。そして、働き方改革関連法案の改正によってこの特別

条項にも時間の上限が設けられ、年間での最大時間は720時間とされました。36協定で特別条項を協定する場合に必要な協定事項は、次のとおりです。

- 臨時的に限度時間を超えて労働させる必要がある場合における1ヵ月の時間外労働＋休日労働の合計時間数（100時間未満）
- 1年の時間外労働時間（720時間以内）
- 限度時間を超えられる回数（年6回以内）
- 限度時間を超えて労働させられる場合、
  限度時間を超えて労働させる労働者に対する健康および福祉を確保するための措置
  限度時間を超えた労働にかかわる割増賃金率、限度時間を超えて労働させる場合における手続

なお、今回の働き方改革関連法改正により、特別条項の書式も新様式となりました。

1ヵ月単位変形労働時間制における時間外労働

1日の診療時間が曜日によって違うなどの歯科医院では、シフト制による1ヵ月単位の変形労働時間制を採用していることが多いと思います。1ヵ月単位の変形労働時間制は、1ヵ月以内の期間を平均して1週間あたりの労働時間が40時間（特例措置対象事業場は44時間）以内となるように、労働日および労働日ごとの労働時間を設定することにより、労働時間が特定の日に8時間を超えたり、特定の週に40時間（特例措置対象事業場は44時間）を超えたりすることが可能になる制度です。

1ヵ月単位の変形労働時間制を採用する場合には、就業規則にその旨を規定するか、労使協定を締結して労働基準監督署に届け出る必要があります。対象期間を1ヵ月とした場合の労働時間の上限は、1ヵ月の暦日数により**表3**のようになります。そして、1ヵ月単位の変形労働時間制における時間外労働は、次の3段階で計算します。

① 1日については、8時間を超える時間を定めた日はその時間、それ以外の日は8時間を超えて労働した時間
② 1週間については、40時間（特例措置対象事業場は44時間）を

表❸　労働時間の上限

1週の法定労働時間	月の暦日数			
	28日	29日	30日	31日
40時間	160.0時間	165.7時間	171.4時間	177.1時間
44時間	176.0時間	182.2時間	188.5時間	194.8時間

　　超える時間を定めた週はその時間、それ以外の週は40時間（特
　　例措置対象事業場は44時間）を超えて労働した時間（①で時間
　　外労働となる時間を除く）
　③対象期間における法定労働時間の総枠を超えて労働した時間（①
　　または②で時間外労働となる時間を除く）
　１ヵ月の労働時間が、単純に③の対象期間の法定労働時間の総枠を
超えている時間のみが時間外労働になるわけではなく、各日、各週に
おいて時間外労働を確認する必要があるのです。細かいことですが、
時間外労働が正しく集計されているかどうかを、院長には改めて確認
していただきたいと思います。

固定残業代（みなし残業代）制度の注意点

　固定残業代制度とは、「時間外労働の有無にかかわらず、一賃金計
算期間に一定時間分の時間外労働があったものとみなし、定額の残業
代を毎月支払う制度」のことです。
　たとえば、法定労働時間を超えた時間外労働が10時間あった場合、
医院は10時間分の残業代（割増賃金）を支払わなければなりません。
しかし、固定残業代制度の場合は、10時間の時間外労働がなかった
としても、毎月支払う賃金に10時間分の残業代を含めて支払います。
　一定時間の残業があったとみなすことから、固定残業代は「みなし
残業代」ともいわれています。
　固定残業代制度は法的に根拠がある制度ではありませんが、導入す
る場合には次の事項を満たしている必要があると考えられています。
　●固定残業代制度を導入することを就業規則に規定している
　●固定残業代が一賃金計算期間において何時間分で、またその金額
　　がいくらなのかを労働者に雇用契約書や給与明細に明示している

- 実際の時間外労働がみなした時間を超えるときは、超過分の差額を支給すること

院長がスタッフに対して「当院はみなし残業だから」と口頭で伝えただけでは何の効力もなく、のちのち多額な未払い残業代を請求されることになりかねません。

固定残業代が基本給に含まれると規定しているケースもみられますが、運用上は「固定残業手当」や「超過勤務手当」など、項目名からそれとわかるような名称で別手当として支給するのがよいでしょう。また，自院は固定残業代制度だからといって労働時間管理をおろそかにすることはもってのほかです。固定残業代制度を導入する場合でも、労働時間を適正に把握する義務があるのです。

また、固定残業代を含めた賃金総額とみなし残業時間の設定によっては、賃金が最低賃金未満となってしまうこともあります。よって、事前にしっかりとシミュレーションをして、最低賃金法違反にならないように注意してください。

時間外労働に関する罰則

時間外労働に関する罰則は、労働基準法で次のとおり規定されています。
- 残業上限規則違反 … ６ヵ月以下の懲役または30万円以下の罰金
- 36協定未締結で時間外労働をさせた場合
　………………………………… ６ヵ月以下の懲役または30万円以下の罰金
- 賃金台帳未作成あるいは記載項目不足 ……… 30万円以下の罰金

今後は１ヵ月45時間、１年360時間の上限規制が行われますが、この決まりを破った場合はペナルティを受けます。時間外労働を厳しく法で取り締まり、違反したときの罰則も設けているのが、今回の法改正の特徴です。罰則を受けないように労働時間を適正に管理し、法違反とならないように気をつけましょう。

有給休暇

年5日の取得義務化　規定例

　働き方改革関連法改正により、2019年4月から使用者は労働者に年5日以上の年次有給休暇（以下、有給休暇と表記）を取得させることが義務づけられました。院長は、スタッフごとに、有給休暇を付与した日（基準日）から1年以内に5日について、取得時季を指定して有給休暇を取得させなければなりません。対象は、年10日以上有給休暇が付与されたスタッフのみですが、パートタイマーでも対象となるスタッフがいる可能性はあります。

●働き方改革関連法改正事項の就業規則規定例

〈年次有給休暇5日取得義務〉

（年次有給休暇の時季指定）

第○条1　医院が付与した年次有給休暇が10日以上（前年度からの繰越し分を除く）ある者に対しては、そのうちの5日分を上限として、基準日から1年以内に、医院が時季を指定することにより取得させることがある。ただし、会社による時季指定前に従業員本人が時季を指定して取得した日数分または計画的付与によって取得する日数分についてはこの限りではない。

　　2　医院は、前項本文の規定により、年次有給休暇の時季を定めようとするときは、その時季について当該従業員の意見を聴くものとし、医院は、当該意見を尊重するよう努めるものとする。

　　3　前項の意見聴取は、基準日から6ヵ月を経過した時点において、年休取得日数が5日に満たない者に対して行う。

有給休暇において、院長が確認して取り組むべきこと

◉自院における有給休暇の付与・取得状況の確認

　まずは、有給休暇の対象者や付与日数、取得状況、現時点での残日数を把握することから始めましょう。有給休暇対象者が誰で、いつか

表❹　週の労働時間が30時間以上のスタッフ

継続勤務年数	0.5	1.5	2.5	3.5	4.5	5.5	6.5以上
付与日数	10	11	12	14	16	18	20

表❺　週の労働時間が30時間未満のスタッフ

	週所定労働日数	1年間の所定労働日数（※）	継続勤務年数						
			0.5	1.5	2.5	3.5	4.5	5.5	6.5以上
付与日数	4日	169～216日	7	8	9	10	12	13	15
	3日	121～168日	5	6	6	8	9	10	11
	2日	73～120日	3	4	4	5	6	6	7
	1日	48～ 72日	1	2	2	2	3	3	3

※週以外の期間によって労働日数が定められている場合

　ら発生し、毎年何日付与されるのか、現時点の残日数が何日あるのか、過去の取得実績を把握し、確認するようにしましょう。

　有給休暇とは、一定期間継続して勤務したスタッフに対して、心身のリフレッシュを図り、ゆとりある生活を保障するために付与される休暇のことです。付与される要件は、次の2点を満たすことです。

- ●雇入れの日から6ヵ月経過
- ●全労働日の8割以上出勤

　要件を満たしたスタッフには、原則として10日付与されます。その後は、最初に有給休暇が付与された日から、1年を経過するごとに、その期間に8割以上出勤していれば、一定日数を加算した有給休暇が付与されます（**表4**参照）。ただし、出勤日数や労働時間が短いパートタイマーやアルバイトのスタッフには、比例付与といって所定労働日数に応じた日数が付与されます（**表5**参照）。比例付与の対象となるのは、所定労働時間が週30時間未満で、かつ、週所定労働日数が4日以下または年間の所定労働日数が216日以下のスタッフです。しかし、パートタイマーやアルバイトでも、週30時間以上勤務するスタッフは正社員と同じ日数が付与されることになりますので、注意が必要です。

　入職日さえわかれば、正職員や週30時間以上勤務しているスタッフの付与日数を把握することはさほど難しくはありません。難しいのは、週30時間未満勤務のパートタイマーやアルバイトです。表5にある

週所定労働日数は、実際に勤務した日数ではなく、雇用契約において勤務すると約束した日数なのです。ただ、パートタイマーの場合は明確な出勤日の設定がなく、勤務可能な日だけ出勤する、あるいは人手が足りないときに出勤してもらうといったケースもよくあるので、所定労働日数が明確ではないことも多いでしょう。所定労働日数が明確ではないと、「付与日数がわからない」となってしまうのです。

　また、有給休暇の請求権の時効は2年です。前年度に取得できなかった日数分は、翌年にかぎり繰り越すことができます。つまり、付与されてから2年間は有効ですが、2年経過すると消滅してしまうのです。1日も取得していなければ、前年に付与されていた日数と今年に付与された日数の合計が現時点の残日数となります。

　過去の取得実績は、いままで管理していなかったのであれば、正確に把握するのは難しいかもしれません。有給休暇の取得にあたり、スタッフに申請書を提出させていたり、賃金台帳や給与明細に有給休暇の取得日数を記入していれば可能であると思いますが、そうでなければ、スタッフ自身の記憶に頼るしかありません。院長は誰が何日有給休暇を取得したかなど、まず覚えていないでしょう。ただ、スタッフも本人の私用で取得した場合は記憶していると思いますが、病気や怪我で休んだ日を院長の厚意で有給休暇として処理していた場合などは、覚えていないかもしれません。そのような場合は、院長とスタッフでよく話し合い、互いにある程度は譲り合って確定させるしかないでしょう。

有給休暇請求・取得のルール作り

　有給休暇は原則としてスタッフが請求した時季（希望した日・期間）に与えなければならず、院長はこれを拒否できません。ただし、請求された時季に与えることが事業の正常な運営を妨げると客観的に判断される場合は、例外的に時季を変更できます。これを使用者の時季変更権といいます。

　たとえば、同じ日に複数のスタッフが同時に請求して、代わりのスタッフの確保が困難な場合などは、この時季変更権の行使が可能と考えられます。単純に、忙しいからという理由では認められません。

ただ、これからは有給休暇を取得できていないスタッフに対し、有給休暇を取得させなければならないのです。

　有給休暇5日の取得実現に向けて、次のいずれかの方法を要します。

1．スタッフ自らの請求・取得

　スタッフ自らの請求によって年5日の取得が実現できているのなら、問題はありません。ただ、請求のルールは確立しておく必要があります。

　医院運営に支障がないことを前提としたうえで、スタッフは休暇届などの書面を提出することにより、院長に直接請求します。もちろん、事務スタッフがいる医院では、その方への提出でも構いません。請求は、早ければ早いに越したことはありませんが、就業規則に請求の時期、方法、また認めないときの事由も規定しておき、そのルールが守られていない申請には、原則として有給休暇は認めないようにします。院長は必ず請求内容を確認し、承認する場合はサインなどをします。そして、シフト表にもそのスタッフが有給休暇を取得していることを記入し、院内で共有することが大切です。

　スタッフが多数在籍する歯科医院では有給休暇を取得しやすく、取得率は高い傾向にあります。しかし、少人数で運営している歯科医院では、スタッフ自らが有給休暇を請求して取得できているケースはそう多くはありません。有給休暇の取得で院長や他のスタッフに負担がかかるからと、遠慮しがちであるために、スタッフ自らの請求による有給休暇の年5日取得の実現は、現実には難しいでしょう。

2．計画付与の活用

　有給休暇の計画付与は、スタッフが自由に取得できる有給休暇日数5日を残し、それ以外の日数については院長が時季を指定し、有給休暇を計画的に付与する制度です。とはいっても、院長が一方的に指定できるわけではなく、その導入にあたっては就業規則（10人未満の歯科医院では、就業規則に準ずるもの）への規定と労使協定の締結が必要です。就業規則は労働基準監督署への届出が必要ですが、労使協定は届け出る必要はありません。

　なお、計画付与の時季に育児休業や産前産後の休業に入ることがわかっているスタッフや、定年などであらかじめ退職することがわかっているスタッフについては、労使協定で計画的付与の対象から外して

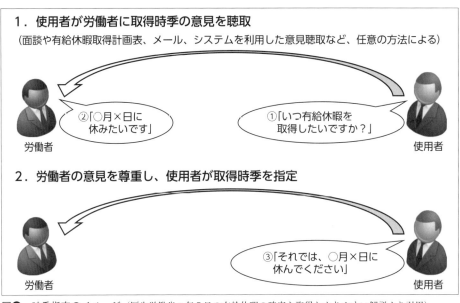

1. 使用者が労働者に取得時季の意見を聴取
（面談や有給休暇取得計画表、メール、システムを利用した意見聴取など、任意の方法による）

②「○月×日に
休みたいです」

①「いつ有給休暇を
取得したいですか？」

労働者

使用者

2. 労働者の意見を尊重し、使用者が取得時季を指定

③「それでは、○月×日に
休んでください」

労働者

使用者

図❷　時季指定のイメージ（厚生労働省：年5日の有給休暇の確実な取得わかりやすい解説より引用）

おきます。

　夏季休暇や年末年始休暇を設けている歯科医院では、これらの休暇に計画付与の有給休暇を組み合わせることで、大型連休とすることができます。また、暦の関係で休日が飛び石となっている場合に、有給休暇の計画付与によって連休とすることもできます。

　この計画付与を歯科医院の休診日に充てる場合、入職後6ヵ月未満のスタッフには有給休暇がないため、特別有給休暇として付与する配慮が必要でしょう。

3．院長からの時季指定による有給休暇取得

　院長はスタッフごとに有給休暇を付与した日（基準日）から1年以内に5日、取得時季を指定して有給休暇を取得させることができます。時季指定にあたっては、スタッフの意見を聴取しなければなりません。意見聴取の方法は任意ですが、できるかぎりスタッフの希望に沿った取得時季になるように努めなければなりません（**図2**）。

　「スタッフ自ら請求・取得した日数」、「計画付与による日数」、「院長からの時季指定による日数」については、その日数分を時季指定義務が課される年5日から控除する必要があります。つまり、これらい

ずれかの方法でスタッフに年5日以上の有給休暇を取得させれば事足りるため、これらいずれかの方法で取得させた有給休暇の合計が5日に達した時点で、院長からの時季指定をする必要はなく、また、することもできないのです。

半日単位・時間単位の有給休暇

ところで、有給休暇は1日を単位として取得することが原則ですが、取得促進のため半日単位、時間単位で取得することも認められています。

1．半日単位有給休暇

労働者が半日単位での取得を希望して時季を指定し、使用者が同意した場合であれば、1日単位で取得することの阻害とならない範囲で、半日単位で有給休暇を与えることが可能です。法律に根拠はありませんが、就業規則に規定することは必要です。半日単位有給休暇は「年5日の有給休暇の確実な取得」の対象となります。

2．時間単位有給休暇

労働者が時間単位での取得を請求した場合には、年に5日を限度として、時間単位で有給休暇を与えることが可能です。労使協定の締結が必要ですが、労働基準監督署に届け出る必要はありません。なお、時間単位有給休暇は、「年5日の有給休暇の確実な取得」の対象とはなりません。

半日単位、時間単位の有給休暇はワークライフバランスの観点からは、推奨されてもよいかと思います。院長からスタッフに告知し、取得を促してみましょう。

就業規則への記載と有給休暇の管理

休暇に関する事項は就業規則の絶対的必要記載事項であるため、院長による有給休暇の時季指定を実施する場合は、その対象となるスタッフの範囲および時季指定の方法などについて、就業規則に記載しなければなりません。

また、スタッフごとに有給休暇管理簿を作成し、3年間保存することが義務となりました。

有給休暇管理簿

　有給休暇管理簿とは、労働者ごとに有給休暇における以下の事項を記録して管理するための書類です。

- ●時季（有給休暇を取得した日付）
- ●日数（有給休暇を取得した日数）
- ●基準日（労働者に有給休暇を取得する権利が生じた日）

　有給休暇管理簿は、労働者名簿または賃金台帳と合わせて調整でき、また、必要なときにいつでも出力できるとしたうえで、システム上で管理もできるとされています。

　有給休暇はスタッフにとっては権利であり、貴重な労働条件です。取得の履歴と残日数がわかるように院長とスタッフが協力し、自院にとってどのような方法が適切かを決め、しっかりと管理してください。

不利益変更には要注意

　有給休暇の年5日取得義務が課されたことで、実働時間の減少を避けるため、次のようなことを考える院長がいるかもしれません。

- ●完全週休2日制を廃止して、一部の休日を勤務日とする
- ●従来、休日としていた祝日を勤務日に変更する
- ●夏季休暇や年末年始休暇の一部を廃止する

　従来、休日としていた日を勤務日に変更し、その日に有給休暇を取得させることで法違反を回避しようとする発想です。このようなことは許されるのでしょうか？

　休日を出勤日にすることは、スタッフからすれば休日が減るわけですから、不利益変更に該当します。労働契約法の定めにより、労働者の合意なく一方的に変更した不利益変更は無効とされています。スタッフから反感を買うことは間違いありませんし、院長との信頼関係が崩れ、今後、仕事を続けていこうというモチベーションもなくなります。このようなことは、絶対にすべきではありません。

有給休暇取得時の賃金

　有給休暇を取得した日の賃金は、労働基準法では「通常の賃金」、「平均賃金」または労使協定に基づく「健康保険標準報酬日額相当額」

のいずれかを支払うこととされており、就業規則などでいずれの方法で支払うかを規定します。一般的には、通常の賃金を支払うとしている歯科医院がほとんどでしょう。

正職員で賃金が月給で決められているスタッフが有給休暇を取得した場合は、減額しなければよいだけのことですから、院長もわかりやすいと思います。ただ、パートタイマーが有給休暇を取得した場合は、賃金はどのように支払えばよいのでしょうか？

有給休暇の取得は、労働義務のある日にその労働を免除されるということです。すなわち、もともと労働義務がない日に有給休暇を取得させる義務はないのです。

パートタイマーの賃金は、ほとんどの歯科医院では時給で決められていると思います。雇用契約で、出勤する曜日や労働時間がはっきりと決まっているスタッフには、有給休暇を取得した日に、勤務するはずだった時間分を別途計算して支払います。しかし、曜日や勤務時間が明確でないスタッフについては難しいところです。賃金の算出は、1年または6ヵ月といった直近の一定期間の平均勤務時間とするのか、あるいは1日何時間分と決めてしまうのか、方法はさまざまにあると思います。いざ、有給休暇を取得したときにどうしたらよいかと悩んでいるようでは、スタッフの不信感を買うことになりかねませんので、いずれにしても事前にルールを決めておくべきです。

また、有給休暇を取得したスタッフに対して、賃金の減額その他不利益な取り扱いをしないようにしなければなりません。具体的には、精皆勤手当や賞与の額の算定などに際して、有給休暇を取得した日を欠勤または欠勤に準じて取り扱うなどの不利益な取り扱いをしないと院長も肝に銘じておきましょう。

有給休暇に関する罰則

有給休暇に関する罰則は、労働基準法で次のとおり規定されています。

- 年5日の有給休暇を取得させなかった場合（※）
  .... 30万円以下の罰金
- 使用者による時季指定を就業規則に記載していない場合

‥‥‥‥‥‥‥‥‥‥‥‥‥‥‥‥‥‥‥‥‥‥‥‥‥ 30万円以下の罰金

●労働者の請求する時季に所定の有給休暇を与えなかった場合（※）

　‥‥‥‥‥‥‥‥‥‥‥‥‥‥‥ 6ヵ月以下の懲役または30万円以下の罰金

　（※）罰則による違反は、対象となる労働者1人につき1罪として
　　　取り扱われます。

　有給休暇の取得は、スタッフの心身の疲労の回復、生産性の向上な
ど、院長とスタッフ双方にとってメリットがあります。年5日の有給
休暇の取得はあくまで最低限の基準です。5日にとどまることなく、
スタッフがより多くの有給休暇を取得できるように、環境整備に努め
ましょう。

均等待遇・均衡待遇

働き方改革関連法改正により、2020年4月（中小企業は2021年4月）から正規雇用者と非正規雇用者といわれる短時間労働者、有期雇用労働者、派遣労働者の間で、基本給や諸手当、賞与などの賃金、福利厚生や教育訓練といったあらゆる待遇について、不合理な待遇差を設けることが禁止されます。ここでいう不合理な待遇とは、「均等待遇」や「均衡待遇」が明確にされていないことを指します。

均等待遇とは、職務の内容や責任の程度、異動や転勤の有無、またはその範囲などが同じであれば、正規社員や契約社員、パートタイマー、アルバイトといった雇用形態にかかわらず、待遇は同じにしなければならないということです。一方、均衡待遇とは、職務の内容や責任の程度、異動や転勤の有無、またはその範囲などに差があるとするならば、その差の程度に応じた待遇の差にしなければならないということです。

均等待遇・均衡待遇において、院長が確認し取り組むべきこと

1．正職員（常勤）とパートタイマー（非常勤）の待遇の確認

ほとんどの歯科医院においては、正規雇用者と非正規雇用者とは正職員（常勤）とパートタイマー（非常勤）に置き換えられると思います。まずは、正職員とパートタイマーの待遇（賃金や教育訓練、福利厚生など）がどのようになっているかを洗い出してみましょう。そして、パートタイマー個々の待遇が正職員と同一か否か、異なる場合にはその理由について、職務内容の違いによって不合理ではないと説明できるか否かを確認しましょう。待遇差が「不合理ではない」といえないような場合には、待遇の改善を検討しなければなりません。

2．同一労働・同一賃金

院長は、パートタイマーという理由だけで基本給は低いのが当然、賞与も寸志程度で十分と思っていることが多いようです。まずはその認識を改める必要があります。

同一労働・同一賃金とは、同じ仕事をしているのであれば、同じ賃金を支払うという考え方です。

たとえば、同じ歯科医院で働いている正職員の歯科衛生士Aさんと、パートタイマーの歯科衛生士Bさんがおり、2人の年齢および

経験、能力は同じであるとします。正職員のＡさんは月給24万円。１ヵ月の平均所定労働時間を160時間として時給に換算した金額は、240,000円÷160時間＝1,500円。一方、パートタイマーであるＢさんの時給は1,300円でした。

　この給与で、正職員とパートタイマーが同じ内容、責任の度合いで仕事をしているのであれば、同一労働・同一賃金の観点からは合理性がなく、Ｂさんに時給1,500円を支払いましょうということになるわけです。

　賞与についてもＡさんには賞与を支給しているのにＢさんには支給していない、または支給していても寸志程度であれば合理性がないとなります。さらに、ＢさんにもＡさんと同じ仕事や成果を求めている場合には、Ｂさんにも貢献度によって賞与を支給しなければなりません。

　精皆勤手当や通勤手当などの諸手当についても、基本的な考え方は同じです。

　加えて、退職金についても、長期間勤続した場合には、Ａさんに退職金を支給したのにＢさんにはパートタイマーであるから支給しないとすることは、違法と判断される可能性が高いといえます。

３．福利厚生・教育訓練

　待遇とは、賃金だけではなく、福利厚生や教育訓練もその対象とされています。

　結婚や葬儀の際の慶弔休暇である特別休暇、あるいは私傷病による休職制度を設けている歯科医院は多いと思います。同一労働・同一賃金の考え方と同様に、パートタイマーだからという理由だけで特別休暇や休職制度を設けていないときは、同じ仕事をしているのであれば、同様な待遇をしなければなりません。健康診断や教育訓練についても、同様に実施する必要があるでしょう。

４．職務内容の違い

　正職員とパートタイマーでは、将来の役割や期待するものが違うといった抽象的な説明では足りません。パートタイマーには、正職員との「職務内容の違い」を説明する必要があります。

　職務内容とは、大きく「業務の内容」と「責任の程度」の２つに分

けられます。

　業務の内容とは、業務の種類とその中核的な仕事によって決められます。つまり、歯科衛生士や歯科助手、受付といった職種によって決められるのです。

　責任の程度とは、業務に伴って与えられている権限の範囲のことで、次のような例を挙げられます。

- ●自身の裁量で決められる業務の範囲
- ●業務の成果について求められる役割やノルマ
- ●トラブル発生時など、臨時・緊急時に求められる対応

　つまり、職務内容とは、仕事の種類とその仕事をする際に求められる成果や役割を指しているのです。

　たとえば、患者さんの対応などの不測の事態で診療時間が延びた場合、正職員には残業が求められるのにパートタイマーには残業が求められないといったケースでは、職務内容が異なる、と判断できます。

　また、転勤など人事異動の範囲についても、職務内容の違いとして考えられます。歯科医院で分院展開をしているときに、正職員には転勤や応援があるのに対し、パートタイマーにない場合は、待遇に違いがあることは不合理ではないことになります。その他、資格や検定試験を義務づけるかどうかも、合理性があるかないかの判断基準になる可能性はあるでしょう。

5．説明義務

　今回の法改正により非正規雇用者は、正規雇用者との待遇差の内容や理由などについて、事業主に説明を求められるようになります。事業主は、非正規雇用者から求めがあった場合は、説明をしなければなりません。つまり、院長は、自院でパートタイマーから正職員との待遇差について説明を求められた場合、説明する義務があります。

　なお、説明を求めたパートタイマーに対して不利益な取り扱いをすることは禁止されています。

最低賃金

　働き方改革とは直接的な関係はありませんが、ここで最低賃金について触れておきます。歯科医院においても賃金を決定する際には、正

職員は時間換算した金額が、パートタイマーは時給が最低賃金額以上の金額としなければなりません。

最低賃金制度とは

　最低賃金制度とは、最低賃金法に基づいて国が賃金の最低限度を定め、使用者はその最低賃金額以上の賃金を労働者に支払わなければならないとする制度です。仮に最低賃金額より低い賃金を労働者と使用者双方の合意のうえで定めても、それは法律によって無効とされ、最低賃金額と同額の定めをしたものとみなされます。したがって、最低賃金未満の賃金しか支払わなかった場合には、最低賃金額との差額を支払わなければなりません。

　最低賃金には、地域別最低賃金と特定最低賃金の2種類があります。地域別最低賃金は、産業や職種にかかわりなく、都道府県内の事業場で働くすべての労働者とその使用者に対して適用される最低賃金として、各都道府県に1つずつ、全部で47件の最低賃金が定められています。なお、地域別最低賃金は、①労働者の生計費、②労働者の賃金、③通常の事業の賃金支払能力を総合的に勘案して定めるものとされており、労働者の生計費を考慮するにあたっては、労働者が健康で文化的な最低限度の生活を営めるよう、生活保護にかかわる施策との整合性に配慮することとされています。特定最低賃金は、特定の産業について設定されている最低賃金ですが、歯科医院においては地域別最低賃金が適用されます。

　地域別最低賃金は、産業や職種にかかわりなく、都道府県内の事業場で働くすべての労働者とその使用者に適用されます。パートタイマー、アルバイト、臨時、嘱託などの雇用形態や呼称の如何を問わず、すべての労働者に適用されます。

　2019年10月現在の地域別最低賃金は**図3**のとおりです。

　最低賃金の対象となる賃金は、毎月支払われる基本的な賃金です。具体的には、実際に支払われる賃金から次の賃金を除外したものが最低賃金の対象となります。

　①臨時に支払われる賃金

　②1ヵ月を超える期間ごとに支払われる賃金（賞与など）

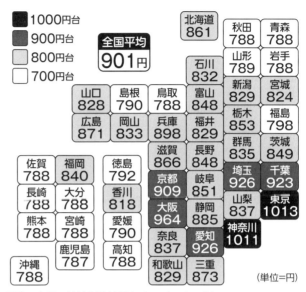

■ 1000円台
■ 900円台
□ 800円台
□ 700円台

全国平均
901円

北海道 861	秋田 788	青森 788
石川 832	山形 789	岩手 788
	新潟 829	宮城 824

山口 828	島根 790	鳥取 788	富山 848	栃木 853	福島 798
広島 871	岡山 833	兵庫 898	福井 829	群馬 835	茨城 849
		滋賀 866	長野 848	埼玉 926	千葉 923

佐賀 788	福岡 840	徳島 792	京都 909	岐阜 851	山梨 837	東京 1013
長崎 788	大分 788	香川 818	大阪 964	静岡 885	神奈川 1011
熊本 788	宮崎 788	愛媛 790	奈良 837	愛知 926
	鹿児島 787	高知 788	和歌山 829	三重 873
沖縄 788					(単位=円)

図❸　全国の地域別最低賃金（2019年10月現在）

③所定労働時間を超える時間の労働に対して支払われる賃金（時間外割増賃金など）

④所定労働日以外の日の労働に対して支払われる賃金（休日割増賃金など）

⑤午後10時から午前5時までの間の労働に対して支払われる賃金のうち、通常の労働時間の賃金の計算額を超える部分（深夜割増賃金など）

⑥精皆勤手当、通勤手当および家族手当

均等待遇・均衡待遇に関する罰則

均等待遇・均衡待遇に関する罰則はありません。

ただし、地域別最低賃金額以上の賃金額を支払わない場合には、最低賃金法に50万以下の罰金という罰則が定められています。

多様化する働き方

　「働き方改革」は、働く人々が個々の事情に応じた多様で柔軟な働き方を、自分で「選択」できるようにするための改革です。働き方改革を実現するために、一般企業においては「テレワーク」や「フレックスタイム制」を積極的に導入する企業が増えています。

　テレワーク*とは、情報通信技術（ICT = Information and Communication Technology）を活用した、場所や時間にとらわれない柔軟な働き方のことです。テレワークは働く場所によって、自宅利用型テレワーク（在宅勤務）、モバイルワーク、施設利用型テレワーク（サテライトオフィス勤務など）の3つに分けられます。

　フレックスタイム制とは、一定の期間についてあらかじめ定めた総労働時間の範囲内で、労働者が日々の始業・終業時刻、労働時間を自らの裁量で決められる制度です。労働者は仕事と生活の調和を図りながら効率的に働けます。働き方改革の一環として、フレックスタイム制に関する法改正が行われ、一定期間の上限を3ヵ月までとすることになりました（2019年4月施行）。

　歯科医院の業務は患者さんの診療が中心ですから、経理や総務業務などを専門に行う一部の事務スタッフ以外を除いて、これらの制度を導入することは現実的ではありません。

　では、歯科医院において多様で柔軟な働き方を推進するためには、どのような制度があるでしょうか？

---

* 「tele = 離れたところ」と「work = 働く」を合わせた造語

歯科医院でもできる多様な働き方

短時間勤務制度

　短時間制度（時短勤務）とは、もともとの労働時間よりも勤務時間を短くしたり、残業をなくす働き方やその制度をいいます。法律でその実施が義務づけられている制度もありますし、法律に規定はありませんが、事業主が独自に取り組んでいる制度もあります。まずは、時短勤務について、概要を知っておきましょう。

1．育児・介護

　歯科医院においても、スタッフが産前・産後休業、育児休業を取得することは当たり前の時代です。育児休業は、原則として子どもが1歳になる日まで（保育所に入所できないなどの事情があれば最大2歳まで）取得できますが、その後、職場復帰したときには、育児のために休業前の勤務体系で働くことは難しくなります。

　また、自分の親あるいは身内が病気になったときには、介護のためにこれまでどおりの勤務体系で働くことが難しくなります。少子高齢化の影響もあり、歯科医院のスタッフにおいても、そのような現実に直面することが増えると思われます。介護休業は、最大93日まで取得可能ですが、介護ヘルパーなどを利用して時間の融通ができれば、勤務は可能です。

　このような労働者のために、国は育児介護休業法で育児と介護の短時間勤務制度を設け、事業主に措置を講じることを義務づけています。

　育児短時間勤務とは、3歳に満たない子を養育する労働者であって育児休業をしていない者に対し、使用者が講ずる所定労働時間の短縮措置をいいます。原則として、1日の所定労働時間を6時間とする措置を含まなければなりません。

　また、介護短時間勤務とは、要介護状態にある対象家族を介護する労働者であって介護休業をしていない者に対し、使用者が講ずる所定労働時間の短縮措置をいいます。対象家族1人につき、利用開始の日から連続する3年以上の期間において2回以上の措置をとる必要があります。

　さらに、育児介護休業法では、3歳に満たない子を養育する労働者が子を養育するため、または要介護状態にある対象家族を介護する労

働者がその家族を介護するために短時間勤務を請求した場合には、事業主は所定労働時間を超えて労働させてはならず、小学校就学の始期に達するまでの子を養育する労働者がその子を養育するため、または要介護状態にある対象家族を介護する労働者がその家族を介護するために短時間勤務を請求した場合には、事業主は制限時間（1ヵ月24時間、1年150時間）を超えて時間外労働をさせてはならないと、残業に対する規制もしています。

2．資格取得支援

　育児や介護の短時間勤務制度は法律が根拠であり、その運用もある程度法律に拘束されるものですが、育児や介護以外を利用目的として歯科医院独自に短時間勤務制度を導入することもできます。

　最近では、歯科助手として勤務しているスタッフが、現在の業務範囲を超えてもっとスキルアップしたいと歯科衛生士資格の取得を目指すケースもあると思います。勤務しながら通学するとなると、いままでの勤務形態では当然無理な話です。夕方以降は授業があるので、それ以降は勤務できません。よって、パートタイマーとして働かせてもらえないかと相談してくる場合もあるかもしれません。ただ、正職員として働いていたスタッフが、パートタイマーとして働くことには不安があるはずです。そこで、資格取得の支援策として、短時間勤務制度の導入を試みるのはいかがでしょうか？

　学校は、平日は夕方以降の定刻に授業が始まりますが、土・日・祝日は授業がない日もあります。平日は授業開始に間に合う時間までの短時間勤務とし、授業のない週末などにはフルに勤務することで、1ヵ月トータルの労働時間を可能なかぎり正職員に近づけます。給与も時給ではなく、いままでの賃金を時間按分して月給制とし、社会保険の加入条件も満たせれば、1ヵ月の労働時間は短いだけで、正職員と同等な待遇にできます。法律が根拠ではないので、ある程度融通も利きます。

　無事に資格取得できた際には、歯科衛生士として雇用できますし、院長にもスタッフ本人にもメリットがあるでしょう。

副業・兼業

　多様な働き方の観点からは、副業・兼業についても触れておきたいと思います。

　これまでは「原則、禁止」が当たり前でしたが、これからは「原則、解禁」が時代の流れです。政府も「副業・兼業の促進に関するガイドライン」を公表し、副業・兼業を多様な働き方のひとつとして推進しています。

1．副業・兼業のメリット・デメリット

　「副業・兼業の促進に関するガイドライン」においては、使用者側からみたメリットは次のような点が挙げられています。

- 労働者が社内では得られない知識・スキルを獲得できる
- 労働者の自律性・自主性を促すことができる
- 優秀な人材の獲得・流出を防止でき、競争力が向上する
- 労働者が社外から新たな知識・情報や人脈を入れることで、事業機会の拡大に繋がる

また、デメリットは次のような点が指摘されています。

- 必要な就業時間の把握
- 管理や健康管理への対応
- 職務専念義務、秘密保持義務、競業避止義務をどう確保するかという懸念への対応

　メリットについては、歯科医院においてもそのまま当てはまるかは疑問です。では、デメリットについて、院長がスタッフに副業を認めた場合、どのような問題が起こり得るでしょうか？

2．歯科医院における副業・兼業

　たとえば、現在Ａ歯科医院で正職員として勤務する歯科衛生士Ｂさんは、週5日、1日8時間働いています。友人の歯科衛生士が勤務しているＣ歯科医院の院長にその人柄を買われ、Ｂさんの休日に短時間でもよいので当院で働いてしてほしいと誘われました。Ｂさんは正直にＡ歯科医院の院長にこのことを話し、Ａ歯科医院の院長が認めたとします。このような場合、どんなことが問題になるのかを考えてみましょう。

1）労働時間の管理

　上記の歯科衛生士Bさんが自分の休日にC歯科医院でも働くとすると、すでにA歯科医院で1日8時間、週40時間勤務しているBさんのC歯科医院での勤務は、法定労働時間を超過した勤務となります。法定労働時間を超過した時間外労働ですから、C歯科医院の院長はBさんに割増賃金を支払わなくてはならなくなります。この場合、C歯科医院の院長のようにBさんがA歯科医院で週40時間勤務していることを認識していればよいのですが、A歯科医院で働いていることや勤務時間などを知らなければ、時間外労働をさせているという自覚もないでしょう。仮に知ったとしても、労働基準法を知らなければ割増賃金を支払う必要があるとはわからないでしょう。

　労働基準法では「労働時間は、事業場を異にする場合においても、労働時間に関する規定の適用については通算する」と規定されており、事業場を異にする場合とは、事業主を異にする場合をも含むとされています。つまり、自院のスタッフが兼業する場合、自院で働いた時間のみならず、他の医院で働いた時間も把握して管理しなければ、割増賃金未払いを生じるリスクがあるのです。

2）健康管理

　院長は、スタッフが副業・兼業しているか否かにかかわらず、健康確保措置を実施しなければなりません。働きすぎが原因で心身に不調を来してしまったら互いに不幸です。定期健康診断を法定どおりに行うこと、また長時間労働の抑制など、健康確保措置を実施する必要があるでしょう。

3）職務専念義務、秘密保持義務などの確保

　スタッフが自院で働いているときは、自院の業務に集中してもらうことは当然です。就業規則などで服務規律として職務専念義務を規定することにより、副業・兼業によって自院での業務が疎かにならないように対応する必要があります。

　また、個人情報や営業秘密の漏えいを防ぐため、秘密保持に関する誓約をスタッフとの間で書面によって改めて交わすことも必要でしょう。

4）労災保険

　上記のBさんが、C歯科医院での勤務中に労災事故が起きた、ある

いはＣ歯科医院への通勤途中で事故に遭って休業することになった場合、労災保険の補償が問題になります。

　これらの事故でＢさんが休業した場合、労災保険から休業補償を受けられますが、補償される金額は、Ｃ歯科医院での賃金のみで算出することになり、Ａ歯科医院での賃金を合算した算出はできません。

　副業・兼業先であるＣ歯科医院の賃金は、Ａ歯科医院の賃金よりも低いわけですから、Ａ歯科医院で労災事故が起きた場合に比べ、当然労災の休業補償も少なくなるのです。

●

　院長はこれらの問題が起こるリスクを踏まえ、副業・兼業を安易に認めるのではなく、慎重に対応すべきだと思います。少なくとも無条件で副業・兼業を解禁することは避け、認めるのであれば、許可制とし、制約のルールも決めておくべきでしょう。

3章

働き方改革を
効果的に行うために

働き方改革を効果的に行うために

2章では、歯科医院における働き方改革についての具体的な取り組みを述べてきました。本章では、働き方改革を効果的に行うためには何が必要かを、考えたいと思います。

歯科医師も労働者

「歯科医師はスタッフとは違うから、労働時間や休日、有給休暇は関係ないし、社会保険や雇用保険も必要ない」と思っている院長がいたら、それは大きな間違いです。一昔前では当たり前に思われていたかもしれませんが、法律上は通用しません。歯科医師にもスタッフ同様、労働基準法やその他の労働関連法規が適用されるのです。

労働者とは、「職業の種類を問わず、事業又は事務所に使用される者で、賃金を支払われる者」と労働基準法において規定されています。歯科医師も労働者であると認識して、スタッフ同様に働き方改革を実践しなければなりません。

働きやすい職場環境づくり

働きやすい職場環境とは、院長とスタッフの間、またスタッフ間において良好な人間関係が構築されているかどうかです。次のようなハラスメントがある職場では、良好な人間関係が築かれることはありません。

- パワハラ（パワー・ハラスメント）

同じ職場で働く者に対して、職務上の地位や人間関係などの職場内の優位性を背景に、業務の適正な範囲を超えて、精神的・身体的苦痛を与える、または職場環境を悪化させる言動。

- セクハラ（セクシャル・ハラスメント）

本人が意図する、しないにかかわらず、相手が不快に思い、相手が自身の尊厳を傷つけられたと感じるような性的言動。

- マタハラ（マタニティ・ハラスメント）

妊娠・出産・育児を機会に職場において、精神的・肉体的な嫌がらせや、給料の減給、不当解雇、雇い止めなどの扱いを受けること。

院長は、いま一度自院で上記をはじめとするハラスメントがないかを確認してください。

また、働き方改革の推進により、有給休暇を取得する機会や短時間勤務制度による早上がりが増えるなか、自分のことばかり考えてわがままな行動をするスタッフがいると、それだけで職場の和が乱れてしまいます。院長とスタッフ全員が、職場の仲間に対して気配り、気遣い、思いやりの心をもって接することは、働き方改革を推進するためには不可欠です。

経営理念を共有する

　経営理念とは、組織の存在意義や使命を普遍的な形で表した基本的価値観の表明です。
　平たくいえば、
　「会社や組織は何のために存在するのか、経営をどういう目的で、どのような形で行うことができるのかということを明文化したもの」
（『MBA 経営辞書』より引用）
ということです。院長は、
　「患者さんのために、自分はこんな診療を目指そう」
　「地域で一番信頼され、患者さんがたくさん来る歯科医院になりたい」
　「スタッフ全員が笑顔で気持ちよく働けて長く勤めてくれる職場にしたい」
など、いろいろな想いがあって、歯科医院を経営されていると思います。その想いこそが、まさしく経営理念なのです。これらの経営理念を職場全員で共有し、スタッフが笑顔で気持ちよく働けて長く勤めてくれる職場にしたいという想いを実現するために、働き方改革に取り組むのだと宣言してください。

コミュニケーションを密にする

　日ごろの挨拶、ミーティング、さらには個人面談など、院長とスタッフがコミュニケーションをとる場面はいろいろあると思います。コミュニケーションとは、「社会生活を営む人間の間に行われる知覚・感情・思考の伝達、言語・文字・その他視覚・聴覚に訴える各種のものを媒体とする」（『広辞苑 第七版』）と定義されています。このことから、コミュニケーションとは対話や会話の基本である「いかにして

語り合うか」に加えて、「知覚・感情・思考の伝達」つまり、「自分の思い」を伝えることと理解できます。

そしてその目的は、ビジネスの場面においては次のようになると思います。

「自分の考えをわかりやすく相手に伝えて、納得してもらうこと」

「自分の思いどおりに相手に動いてもらい、物事を先に進め、より早く成果に繋げること」

まさに院長がスタッフに求めることそのものです。働き方改革を効果的に行うためには、あらゆる場面でスタッフとよりよいコミュニケーションを、丁寧かつ根気よくとるように努力し続けることが大切なのです。

人事評価

働き方改革のひとつである同一労働・同一賃金は、正規雇用者と非正規雇用者との不合理な格差を解消することを目的としています。今後は、パートタイマーであるということだけで明確な理由もなく、同じ職種で同じ仕事をしているのに賃金が低い、賞与や手当が支給されないことが問題になってきます。

賃金の格差が認められるのは、能力や責任度合いに違いがある場合です。人事評価を行うことで、スタッフの能力を適正に把握し、格付けをすることができます。それに基づいて賃金を決定すれば、同一労働・同一賃金の問題は少なからず解消されるでしょう。

歯科医院において、人事評価制度を作るのは簡単なことではありません。ここでは、制度構築とまではいかないものの、院長が人事評価を行ううえでのポイントを紹介します。

人事評価は、一般的には成果や業績に関する「業績項目」、知識や能力に関する「能力項目」、そして行動や態度に関する「情意項目」といわれる各項目の総合評価で行います。

●業績項目

一定期間の目標達成度やその過程

●能力項目

職務遂行のために必要な能力

●情意項目

　行動や勤務態度（規律性、協調性、積極性など）

　難しく考えずに、まずは各項目について職種ごとに院長が求める理想のスタッフ像を思い描いていただき、それを文書化します。これができればＡランク、ここまでできればＢランクというようにいくつかの等級に分け、その等級ごとに賃金を決めていくのです。

　どのスタッフがどのランクに該当するかという評価を行う際は、院長は先入観を捨て、客観的に行うことが重要です。普段スタッフと接する患者さんや取引先担当者の意見も、参考になるかもしれません。

おわりに

　働き方改革は、ただ「労働時間を短くする」、「休日・休暇」を増やすことが目的なのではありません。働き方を変えても、院長とスタッフ一人ひとりがどうしたら効率的に仕事ができ、生産性を上げられるかを真剣に考え、いままでと同じ、あるいはそれ以上の成果を上げなければ、本当の意味での働き方改革にはならないのです。

　真の働き方改革とは、優秀な人材の確保に繋がり、スタッフの心身の健康と満足度が向上し、それがモチベーションアップとなって歯科医院を発展に導くものでなければなりません。

　本書をきっかけに、1軒でも多くの歯科医院が真の「働き方改革」を実践していただくことを願ってやみません。

2019年12月

北川 淳

付録

付録❶　時間外労働・休日労働に関する協定届（新様式）（厚生労働省様式）

様式第9号（第16条第1項関係）

時間外労働
休日労働　に関する協定届

労働保険番号

法人番号

| 都道府県 | 所掌 | 管轄 | 基幹番号 | 枝番号 | 被一括事業場番号 |

事業の種類　事業の名称　事業の所在地（電話番号）　協定の有効期間

（〒　　　―　　　）

（電話番号：　　　―　　　―　　　）

時間外労働

時間外労働をさせる必要のある具体的事由	業務の種類	労働者数（満18歳以上の者）	所定労働時間（1日）（任意）	延長することができる時間数				
				1日		1箇月（①については45時間まで、②については42時間まで）		1年（①については360時間まで、②については320時間まで）起算日（年月日）
				法定労働時間を超える時間数	所定労働時間を超える時間数（任意）	法定労働時間を超える時間数	所定労働時間を超える時間数（任意）	法定労働時間を超える時間数	所定労働時間を超える時間数（任意）
① 下記②に該当しない労働者								
② 1年単位の変形労働時間制により労働する労働者								

休日労働

休日労働をさせる必要のある具体的事由	業務の種類	労働者数（満18歳以上の者）	所定休日（任意）	労働させることができる法定休日の日数	労働させることができる法定休日における始業及び終業の時刻

上記で定める時間数にかかわらず、時間外労働及び休日労働を合算した時間数は、1箇月について100時間未満でなければならず、かつ2箇月から6箇月までを平均して80時間を超過しないこと。□（チェックボックスに要チェック）

協定の成立年月日　　　年　　　月　　　日

協定の当事者である労働組合（事業場の労働者の過半数で組織する労働組合）の名称又は労働者の過半数を代表する者の　職名　氏名

協定の当事者（労働者の過半数を代表する者の場合）の選出方法（　　　　　　　）

年　　　月　　　日

使用者　職名　氏名

　　　　　　　労働基準監督署長殿

年次有給休暇管理簿

部門名 _____ 　　　　　　　　　氏名 _____ 　　　　　　　 _____ 年度分

入社年月日	基準日（付与日）	有効期間	前年度繰越日数	日	計	日
年　月　日	年　月　日	年　　月　　日（基準日） ～ 年　　月　　日	今年度付与日数	日		

入社年月日 自　年　月　日～至　年　月　日	使用 日数 （時間数）	残日数 （時間数）	請求等 種別	請求日 （指定日）	本人 印	直属 上司 印	部門長 印	備考
年　月　日～　年　月　日	日 時	日 時	・本人請求 ・計画年休 ・会社指定	／				
年　月　日～　年　月　日	日 時	日 時	・本人請求 ・計画年休 ・会社指定	／				
年　月　日～　年　月　日	日 時	日 時	・本人請求 ・計画年休 ・会社指定	／				
年　月　日～　年　月　日	日 時	日 時	・本人請求 ・計画年休 ・会社指定	／				
年　月　日～　年　月　日	日 時	日 時	・本人請求 ・計画年休 ・会社指定	／				
年　月　日～　年　月　日	日 時	日 時	・本人請求 ・計画年休 ・会社指定	／				
年　月　日～　年　月　日	日 時	日 時	・本人請求 ・計画年休 ・会社指定	／				
年　月　日～　年　月　日	日 時	日 時	・本人請求 ・計画年休 ・会社指定	／				

(続紙)

入社年月日 自　年　月　日～至　年　月　日	使用 日数 （時間数）	残日数 （時間数）	請求等 種別	請求日 （指定日）	本人 印	直属 上司 印	部門長 印	備考
年　月　日～　年　月　日	日 時	日 時	・本人請求 ・計画年休 ・会社指定	／				
年　月　日～　年　月　日	日 時	日 時	・本人請求 ・計画年休 ・会社指定	／				
年　月　日～　年　月　日	日 時	日 時	・本人請求 ・計画年休 ・会社指定	／				
年　月　日～　年　月　日	日 時	日 時	・本人請求 ・計画年休 ・会社指定	／				
年　月　日～　年　月　日	日 時	日 時	・本人請求 ・計画年休 ・会社指定	／				
年　月　日～　年　月　日	日 時	日 時	・本人請求 ・計画年休 ・会社指定	／				
年　月　日～　年　月　日	日 時	日 時	・本人請求 ・計画年休 ・会社指定	／				
年　月　日～　年　月　日	日 時	日 時	・本人請求 ・計画年休 ・会社指定	／				
年　月　日～　年　月　日	日 時	日 時	・本人請求 ・計画年休 ・会社指定	／				
年　月　日～　年　月　日	日 時	日 時	・本人請求 ・計画年休 ・会社指定	／				
年　月　日～　年　月　日	日 時	日 時	・本人請求 ・計画年休 ・会社指定	／				

【参考文献】

● 『36協定で定める時間外・休日労働指針』(厚生労働省)

● 『仕事と生活の調査推進のための行動指針』(厚生労働省)

● 『平成29年就労条件総合調査の概況』(厚生労働省)

● 『年次有給休暇時季指定義務』(厚生労働省)

● 『労働時間の適正な把握のために使用者が講ずべき措置に関するガイドライン』(厚生労働省)

● 『働き方改革〜一億総活躍社会の実現に向けて〜』(厚生労働省)

● 『パートタイム・有期雇用労働法の施行』(厚生労働省)

● 『労働時間の適正な把握のために使用者が講ずべき措置に関するガイドライン』(厚生労働省)

● 『年5日の有給休暇の確実な取得わかりやすい解説』(厚生労働省)

● 『MBA経営辞書』(グロービス)

● 『広辞苑 第七版』(岩波書店)

■ 著者プロフィール

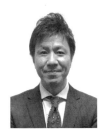

北川 淳（キタガワ アツシ）
社会保険労務士

1966年12月26日生まれ	
1989年3月	明治大学商学部卒業
同 年4月	株式会社コーセーに入社。約5年間、営業部横浜支店にて化粧品の新規販売店拡大および既存店の販促事業に従事
1993年11月	会計事務所に入所。約10年間勤務し、医療機関を中心に中小企業の税務および会計監査を指導。在職中、多数の起業・創業・法人設立にも関与する
2004年11月	社会保険労務士資格取得
同 年同月	神奈川県横浜市にて、北川社会保険労務士事務所を開業
2007年7月	東京都港区赤坂に事務所を移転。現在に至る

北川社会保険労務士事務所
URL：http://www.kitagawa-sr.com/
〒107-0052　東京都港区赤坂2-10-14ミカワヤビル3F
E-mail：info@kitagawa-sr.com　TEL：03-3560-3557

歯科医院のための"これだけ"働き方改革

発行日	2020年1月1日　第1版第1刷
著　者	北川 淳
発行人	濵野 優
発行所	株式会社デンタルダイヤモンド社
	〒113-0033 東京都文京区本郷3-2-15 新興ビル
	電話 = 03-6801-5810㈹
	https://www.dental-diamond.co.jp/
	振替口座 = 00160-3-10768
印刷所	共立印刷株式会社

ⓒ Atsushi KITAGAWA, 2020
落丁、乱丁本はお取り替えいたします